Karl-Heinz Blank M.D., Ekkehard Scheller,
Johannes Aaron Seidler, Lothar Knopf V.M.D., Axel Kohler M.D.

W0040784

Diagnose:
„Endlich gesund!"

Spektakuläre Heilerfolge
mit kaskadenfermentierten
Enzymen

www.diagnose-endlich-gesund.com

Vorwort

Häufig berichten Patienten, dass sie bei auftretenden Beschwerden mit einer großen Erwartungshaltung zum Arzt gehen, dort lange Zeit warten müssen und die Praxis dann wieder verlassen mit einer meist nur oberflächlichen Diagnose und ungewissen Heilungsaussichten.

Nach Monaten stellt sich oft heraus, dass sich die anfänglichen Beschwerden zu einer Krankheit entwickelt haben und keine konkrete Hilfe in Sicht ist. Die Prognose lautet dann oft: „Damit müssen Sie jetzt leben"!

Aus Interesse an der Gesundheit unserer Gesellschaft haben wir uns als naturheilorientiertes Gremium zusammengefunden. Wir sind ein Team von Ärzten, Wissenschaftlern, Heilpraktikern und Tierärzten. Gemeinsam referieren wir über die äußerst positiven Erfahrungen der neuen Therapieansätze mit Produkten, die über die Kaskaden-Fermentation gewonnen werden – kurz „Regulate" genannt.

Die Kaskaden-Fermentation ist ein neu entwickeltes und patentiertes Herstellungsverfahren (EP 1153549) im Bereich der Fermentation. Durch eine hoch sensible, genau einzuhaltende Gärungsformel gelingt es, die lebensnotwendigen Enzyme aus der Nahrung zu konzentrieren, aufzuschließen und auf sie die potenzierte Sonnenenergie aus den Pflanzen zu übertragen.

Durch das Verabreichen aufgeschlossener Enzyme eröffnet sich ein grundlegend neuer Ansatz, den eigenen Organismus wieder in sein Gleichgewicht zu bringen. Die „Homöostase" kann eingeleitet werden. Mensch und Tier kann sich der Urlebenskraft der Natur bedienen.

Alle Regulate, die über die Kaskaden-Fermentation hergestellt werden, zeichnen wir mit der Beurteilung „Energetisch wirksam auf Platz 1" aus!

(Meßmethode über Bioresonanz, Radionik).

Regulate wirken nach dem Grundsatz: kausale (grundlegende) Heilung gelingt nur durch Selbstheilung!

Stoffwechselentgleisung, Übersäuerung und Ablagerung in den Gelenken oder im Gewebe (auch Fettablagerungen) wird nachweislich durch die Gabe aufgeschlossener Enzyme in aktivierter Form entgegen gearbeitet.

Wird im Folgenden von „dem Regulat" bzw. von „einem Regulat" gesprochen, so wurde wahlweise eines der Präparate der Kaskaden-Fermentation herausgegriffen.

Auch äußerlich angewendet vollbringen die Regulate erstaunliche Wirkungen – nach dem Grundsatz: kausale (grundlegende) Heilung gelingt nur durch Selbstheilung!

Hauptteil

Führende Ärzte sind sich seit Jahren darüber einig, dass die Hauptursachen fast aller Krankheiten und des vorzeitigen Alterungsprozesses ein Mangel an körpereigenen Enzymen und ein Defizit an Zellenergie sind.

Was bedeutet „körpereigenes Enzymsystem"?

Hauptursache fast aller Krankheiten: Mangel an körpereigenen Enzymen.

- Der Mensch besteht aus bis zu 100 Billionen Zellen.

- Täglich vollzieht unser Körper 200 Millionen chemische Prozesse.

- Jeder einzelne Prozess wird gesteuert und geregelt durch ein dafür ganz speziell vom Körper hergestelltes Enzym.

- Im Medizinlexikon steht: „Leben" ist das geregelte Zusammenwirken aller Vorgänge, die von den Enzymen im Körper geleistet werden.

- Krankheit ist demnach sinngemäß die Störung des harmonischen Zusammenwirkens der Enzyme.

- Die Enzyme des Körpers arbeiten übergreifend. Wird ein einziges Enzym aktiviert, so stellt sich augenblicklich eine ganze Kaskade an Enzymen in Bereitschaft.

- Das Enzymraster ist genetisch unterschiedlich. Das bedeutet, dass Europäer andere Enzyme als Asiaten haben und brauchen.

- Statistiken beweisen, dass die vorgegebene Lebensdauer und die Lebensqualität eines Menschen direkt proportional von der Funktionstüchtigkeit des körpereigenen Enzymsystems abhängen.

- Bei der Geburt und beim Stillen erhält jeder Säugling einen großen Vorrat an körpereigenen Enzymen mit auf seinen Lebensweg. Um vital und gesund zu bleiben, kommt es darauf an, dieses Enzymdepot aufrecht zu erhalten. Der Garant hierfür wäre eine naturbelassene Kost, die für die Zufuhr der notwendigen Enzymbestandteile sorgt.

Enzymmangel – Ursache von Zivilisationskrankheiten

Laut weltweiten Untersuchungen leiden über 80% der Bevölkerung an Vitalstoff- bzw. Enzymmangel. Die ersten Symptome dafür sind Müdigkeit, Konzentrationsschwäche, Infektanfälligkeit, Hautprobleme, allgemeine Unlust und Verdauungsstörungen. Bereits in diesem Stadium kann es zu Zell- und Gewebeschäden kommen, die in späteren Jahren zwangsläufig zu schwersten Zivilisationserkrankungen führen.

Über 80% der Bevölkerung leiden an Vitalstoff- bzw. Enzymmangel.

Bereits 1991 haben führende Ernährungswissenschaftler in der sog. „Deklaration von Saas Fee" darauf hingewiesen, dass die falsche Ernährungsweise und die starke Belastung unserer Lebensmittel Hauptgrund für schwerste Krankheiten sind.

Gründe für Enzymmangel

Frühernten, lange Lagerzeiten und die weitere Verarbeitung der Nahrung in den heutigen Lebensmittelfabriken mit Bestrahlung, Erhitzen, Sterilisieren und Konservieren bedingen einen ungeheuren Verlust an lebenswichtigen Enzymen und anderen Vitalstoffen. Fast-food-Speisen beispielsweise haben einen Nährwert, der sich der Zahl „0" bedrohlich nähert und fast ausschließlich dem Sattmachen dient.

Der Nährwert moderner Nahrung geht oft bedrohlich gegen „0".

Gründe für erhöhten Enzymbedarf

- Übergewicht, Bewegungsmangel und Stress. Diese Auswüchse der heutigen Generation sind die reinsten Enzymfresser! Verschlackungen und Vernichtungen der Zellen sind die Folge.

- Die Verwendung von Pestiziden (Schädlingsbekämpfungsmittel) vergiften unseren Organismus und lähmen so unser Nervensystem. Unerkläriche Müdigkeit, Vergesslichkeit und Depressionen sind die Folge!

- Hinzu kommt die doppelte Problematik des Kunstdüngers: Kunstdünger treibt sowohl die Nahrung, als auch jede einzelne Zelle des Menschen auf. Dieses übertriebene Wachstum ohne natürliche Stabilität, gleicht einem Weizenhalm, der schon bei geringer Windstärke wie ein Streichholz umfällt.

Körpereigene Enzyme regeln die Gesundheit

Für die Gesundheit des Menschen ist die volle Aktivität seiner körpereigenen Enzyme Voraussetzung, denn alle lebenswichtigen Vorgänge werden durch Enzyme geregelt:

- Bindung und Abtransport aller Gifte und freien Radikale

- Abbau arteriosklerotischer Ablagerungen (Cholesterin)

- Fließeigenschaft des Blutes (Vermeidung von Thrombosen)

- Freischaltung blockierter Nervenleitungen

- Wundheilung und Schmerzlinderung

Wie gesund sind die Deutschen?

Ein Blick auf die Krankenstatistiken in Deutschland beweist, dass es an einer grundlegenden Abwehrsteigerung und Mobilmachung in unserem Körper fehlt:

- 37 Mio. sind von Allergien und Hautleiden geplagt!

- 8 Mio. leiden unter chronischer Bronchitis

- 10 Mio. haben Diabetes, viele wissen es gar nicht!

- 4 Mio. können ihren Harn nicht halten!

- 32 Mio. haben Bluthochdruck!

- 600.000 sterben jährlich an Herz- und Kreislauferkrankungen!

- 8 Mio. leiden unter ständiger Müdigkeit!

- 3 Mio. haben ständige Ohrgeräusche!

- 20 Mio. sind extrem übergewichtig!

- 8 Mio. haben brüchige Knochen!

- 5 Mio. leiden an Rheuma oder Gicht!

- 10 Mio. sind von chronischer Verstopfung geplagt!

- 400.000 sterben jährlich an Krebs!

- 8 Mio. leiden an Migräne und Kopfschmerzen!

- 23 Mio. leiden unter Schlafstörungen!

- 30% aller Männer über 50 bekommen Prostatakrebs!

- 16 Milliarden Euro werden für Pseudogesundheit ausgegeben.

- 33,4 Milliarden Euro werden jährlich allein von den gesetzlichen Krankenkassen für Medikamente ausgegeben.

Einwohnerzahl: 82 Mio., Stand 2011
Quellen: Statistisches Jahrbuch 2011, Bundes-Gesundheitssurvey BGS 1998

- Säure-Basen-Haushalt

- Gleichgewicht im Magen und Darm

- Hormonsystem

- Fehlsteuerungen, die Autoimmunkrankheiten auslösen (Gelenkleiden und Arthrose, Schuppenflechte, Multiple Sklerose)

- Heilungsprozess bei Infektionskrankheiten (Bakterien, Viren)

- Erkennung und Vernichtung entarteter Zellen (Tumoren)

Was hilft bei der Vorbeugung und Heilung von Krankheiten?

Chemische Arzneimittel sind stark wirksam, jedoch ausnahmslos mit Nebenwirkungen behaftet (siehe Beipackzettel). 90% aller Deutschen über 50 Jahre nehmen täglich dreimal verschiedene Medikamente ein, deren Anzahl sich dann immer mehr steigert.

Warum?

Arzneimittel sind Kampfmittel gegen Krankheiten, aber auch gegen den Körper. Sie nutzen nicht die Möglichkeit, im Einklang mit dem Körper Prozesse wieder in ihren Regulationszustand zu bringen. Sie greifen in körperliche Prozesse ein, indem Enzyme blockiert werden. Dieses Abtöten von Enzymen wirkt sich momentan positiv aus, hilft aber in keiner Weise, das ursächliche Krankheitsgeschehen zu beheben.

Ganz im Gegenteil! Das körpereigene Regulationssystem des Menschen gerät dadurch aus den Fugen, der Selbstheilungsprozess wird unterbunden, der Weg für

Chemische Arznei-mittel greifen in körperliche Prozesse ein.

Folgekrankheiten ist angebahnt („Nebenwirkungen siehe Beipackzettel").

Pflanzliche Heilmittel – die Kraft der Kräuter ist seit alters her bekannt und beliebt – sowie die orthomolekulare Medizin, bestehend aus Vitaminen, Mineralien, Spurenelementen und einzelnen Enzymen sind Alternativen.

Die Einnahme von Vitaminen, Spurenelementen, Mineralien und Enzymen ist nur begrenzt wirksam.

- Krankheiten im Verdauungsbereich verhindern eine Aufnahme teilweise komplett.

- Selbst hochdosierte Vitaminpräparate können ihre Wirkung nur entfalten, wenn der Körper nicht unter Enzymmangel leidet.

- Chemisch produzierte Vitamine und Spurenelemente werden vom Körper nicht gerne angenommen, weil die lebendige Schwingungsenergie fehlt.

- Herkömmliche Enzympräparate haben eine begrenzte Wirksamkeit:

  - Man erhält in Tabletten bislang nur Enzyme aus Früchten, die für Europäer fremd sind (Papain aus Papaya und Bromelain aus Ananas, beides exotische Früchte).

  - Die bisherigen Präparate mit maximal zwei bis drei Enzymen decken in keiner Weise den kompletten Enzymbedarf unseres Körpers – der Mensch nutzt täglich 10.000 verschiedene Enzyme – wahrscheinlich noch viel mehr.

  - Enzyme sind große Eiweißkörper, die in ihrer nicht aufgeschlossenen Form vom Körper nur zu einem geringen Prozentsatz aufgenommen werden können.

Die Einnahme von Vitaminen, Spurenelementen, Mineralien und Enzymen ist nur begrenzt wirksam.

Die entscheidende Frage lautet nun:
„Wie kommt man zu der Fülle an funktionstüchtigen, körpereigenen Enzymen in der heutigen Zeit?"

Antwort: **„Über das Fermentieren von biologisch-vegetarischer Heilnahrung in Kaskaden mit Hilfe lebender Mikroorganismen!"**

Kaskaden-Fermentation – eine bahnbrechende Erfindung

Diese beim Europäischen Patent angemeldete Art der Fermentation ist eine bahnbrechende Erfindung bzw. Entdeckung unserer Neuzeit! Endlich gelingt es dadurch, der enzymatischen Unterversorgung gezielt entgegenzuwirken.

Grundlegende Anforderungen für Gesundheit in heutiger Zeit

Der Sammelbegriff für Präparate der Kaskaden-Fermentation: Regulate.

Es gibt mittlerweile mehrere Präparate der Kaskaden-Fermentation, die in diesem Buch unter dem Sammelbegriff „Regulate" geführt werden. Alle Regulate erfüllen den hohen Anspruch, die Grundlage für tiefgreifende Gesundheit in der heutigen Zeit zu liefern!

• Die Enzyme aus Früchten, Nüssen und Gemüse werden vermehrt und konzentriert.

• Diese Vielfalt an Enzymen wird aufgeschlossen! Das bedeutet, dass die Enzyme in ihre Wirkeinheiten zerlegt werden. Dieser Prozess der Aufschlüsselung der Enzyme bedingt, dass die einzelnen Enzymstrukturen nun eine kleine molekulare Größe haben.

Dadurch gelangen sie unmittelbar über die Mundschleimhaut, ja sogar durch die Haut, direkt in die Blutbahn.

- Durch die Welle der Kaskade (besondere Fermentationsform) werden die Enzymfragmente mit der potenzierten Sonnenenergie aus den Pflanzen aufgeladen, so dass diese in Sekundenschnelle als körpereigene Enzyme wirken können.

Wird im Folgenden von „dem Regulat" bzw. von „einem Regulat" gesprochen, so wurde wahlweise eines der Präparate der Kaskaden-Fermentation herausgegriffen.

Herstellungsvorgang kaskadenfermentierter Produkte

Als Vorbild dient hier das natürliche Aufschließen der Nahrung, wie es im menschlichen Körper stattfindet:

Als Ansatz dienen Früchte, Nüsse und Gemüse aus biologischem Anbau.
Die Rezeptur der Ausgangsstoffe kann man als die perfekte Heilnahrung bezeichnen, weil sie alles beinhaltet, was der Körper braucht. Zudem bürgt sie für ein breites Heilungsspektrum und ein riesiges Enzymangebot.

Fermentation im milchsauren Milieu.
Milchsäure ist ein wichtiger organischer Bestandteil des menschlichen Blutplasmas (0,09–0,16 g/l). Milchsäure ist also eine vom Körper selbst hergestellte Säure. Man unterscheidet die gesunde (+)(rechtsdrehende) Milchsäure von der im Krankheitsfall entstehenden (–)(linksdrehenden) Milchsäure.

Bei Krankheit findet sich ein Überschuss an linksdrehender Milchsäure.

Unterversorgtes Gewebe und ganz speziell Tumore fördern die (–)Milchsäure, die wiederum zur Übersäuerung (Auslöser jeglichen Krankheitsgeschehens) führt. Es ist also notwendig, diesem Geschehen mit einem Überschuss an (+)Milchsäure entgegenzuwirken. Damit wird eine Gewebsumstimmung erreicht.

Des Weiteren bietet (+)Milchsäure die Voraussetzung für die volle Aktivität der Enzyme. Anders ausgedrückt: Lebensnotwendige enzymatische Abläufe des intermediären Stoffwechsels (Stoffwechsel zwischen den Zellen) sind von der vorhandenen (+)Milchsäurekonzentration abhängig!

Alle Regulate werden nach den Gesetzen der Naturwissenschaft hergestellt, jedoch mit dem Know-how moderner Forschung und Technologie!

Das Aufbereitungsverfahren der Kaskaden-Fermentation verläuft in Konzentrationsstufen (Dynamisierungsvorgang).
Das Gärgut kommt dazu in einen Bioreaktor mit energetisch aufbereitetem Wasser. Eine erste Gesamtgärung im (+)milchsauren Milieu findet statt. Daraufhin entnimmt man einen Teil und versetzt diesen mittels anderer Mikroorganismen wieder in Gärung. Auf diese Weise entstehen verschiedene Fraktionen, die aus sich heraus immer weiter abfermentiert werden.

Eine Zerlegung aller Wirkinhalte – speziell das Aufschlüsseln des riesigen Enzymspektrums in kleinere Peptidketten – ist die Folge. Durch die Kaskade wird also gesichert, dass die großmolekularen Enzyme ebenso wie alle anderen Inhalte in niedermolekulare Einheiten zerlegt werden.

Es ist bekannt, dass nur kleine Moleküle die Möglichkeit haben, durch die Darmzotten hindurch in die Blutbahn zu gelangen. Ein großer Teil wird aber bereits schon über die Mundschleimhaut resorbiert, was speziell für Magen- und Darmpatienten von enormem Vorteil ist.

Durch die Kaskaden-Fermentation wird die heilende Information der biologischen Ausgangsstoffe sowie die Sonnenenergie aus den Pflanzen potenziert. Eine erhöhte Schwingungsenergie der enzymatischen Bestandteile ist die Folge.
Durch den hohen Energiegehalt der Kaskaden-Präparate ist die Verwertung der darin angebotenen Enzymbe-

standteile als körpereigene Enzyme gesichert! Die „Breit-spektrum-Naturheilregulate" wirken deshalb teilweise in Sekundenschnelle!

Quelle: Dr. Niedermaier Pharma GmbH in 85662 Hohenbrunn bei München, Germany (Zusammenfassung des Patents der Kaskaden-Fermentation)

Zusammenfassung

Das Fermentieren in Kaskaden ist eine neue, einzigartige Erfindung!
Die langwierigen Teilfermentationen ahmen dabei die natürliche Enzymkaskade im menschlichen Organismus nach.

Das Endprodukt der Kaskaden-Fermentation besteht aus nichts anderem als reiner Natur in konzentrierter und aufbereiteter Form (kein Zucker, kein Alkohol, keine Konservierungsstoffe).

Die Enzyme der verwendeten Früchte, Nüsse und Gemüse werden vermehrt, in enzymatische Teilstrukturen zerlegt und aktiviert. So stehen sie unserem Organismus wie in einem Selbst-bedienungsladen unmittelbar zur Verfügung.
Die Regulate wirken daher teilweise innerhalb von Sekunden.

Durch die Kaskaden-Fermentation entstehen Regu-late, die die vielfältigen Mangelerscheinungen der heutigen Zeit ausgleichen
und allen Lebewesen die enzymatische Kraft verleihen, unseren Umweltbelastungen besser standzuhalten.

Regulate gleichen Mangel-erscheinungen und Umwelt-belastungen aus.

Innerliche und äußerliche Anwendung

Innerlich eingenommen gleicht Regulat einem biologischen Festmahl! Es ist die Patentlösung zur Effizienzerhöhung unserer biologischen Batterie:

- Es beugt Krankheiten vor.

- Es unterstützt Heilungsvorgänge bei fast jeder Krankheit in erstaunlicher Intensität.

- Es verjüngt und schenkt Energie.

Äußerlich auf der Haut angewendet wirkt Regulat auf verschiedenartige Weise:

- Es beschleunigt Heilungsprozesse deutlich.

- Eine schmerzstillende Wirkung, selbst bis in die Gelenke hinein, ist festzustellen.

- Die Haut wird weich und verjüngt sich.

Inhaltsstoffe der Regulate

(Siehe auch Quelle 3)

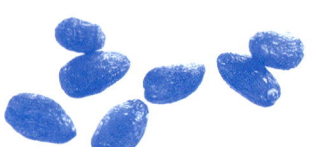

Datteln

Datteln sind reich an Vitamin B5 (Pantothensäure = DER Fitnessnährstoff für Vitalität und Konzentration), Kalzium (für Knochen und Zähne), Eisen (für die roten Blutkörperchen), Kupfer (für die Blutbildung), Kalium (wirkt entwässernd und blutdrucksenkend), Tryptophan (eine Aminosäure, die das Einschlafen fördert; wird in der Zirbeldrüse in das Schlafhormon Melatonin umgewandelt).

Feigen

Feigen enthalten bakterientötende Substanzen (für die Wundheilung = älteste Heilpflanze der Welt), verdauungsfördernde Enzyme (regulieren die Verdauung und helfen beim Abspecken).

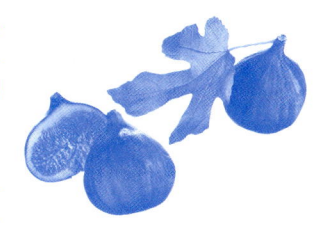

Feigen verbessern außerdem die Stimmungslage, befreien von Nervosität, helfen bei Müdigkeit, Leistungsschwäche und Antriebslosigkeit, stärken die Konzentration und lindern Beschwerden während der Menstruation.

Walnüsse

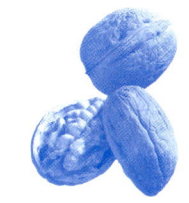

Sie beinhalten von allen Nahrungsmitteln die höchste Konzentration an Alpha-Linolensäure (ungesättigte, essenzielle Fettsäure). Damit und mit ihrem hohen Anteil an Vitamin E wirken sie sich positiv auf jegliches Herzgeschehen aus. Sie senken speziell das schlechte LDL-Cholesterin. B-Vitamine und die Vitamine A, C und E fördern die Verdauung und unterstützen wichtige Gehirnfunktionen. Walnüsse sind als Nervennahrung bekannt.

Kokosnüsse

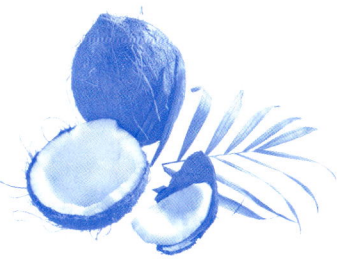

Kokosnüsse liefern reichlich Kalzium (gegen Osteoporose), Eisen, Phosphor, Natrium, ungesättigte Fettsäuren, Vitamin A, B2 und C, unterstützen den Zahn- und Knochenstoffwechsel, stärken die Sehkraft, die Abwehrkräfte sowie die Blut- und Muskelbildung.

Zitronen

Zitronen sind reich an Vitamin C, DEM Hauptwirkstoff gegen Infektionen und für Immunschutz, zur Kräftigung des Bindegewebes und der Blutgefäße. Deshalb kräftigen Zitronen die Blutgefäße, stoppen Zahnfleischbluten, fördern das Zellwachstum und wirken verjüngend. Sie setzen Fett frei und wirken unterstützend bei Schlankheitskuren.

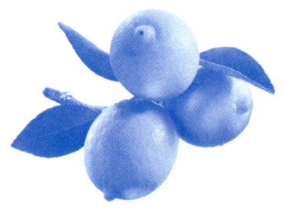

Vitamin C stimuliert in der Magenschleimhaut die Produktion von Salzsäure und des eiweißspaltenden Enzyms Pepsin. Dadurch wird die Eiweiß-, Kalzium- und Eisenverwertung verbessert. Eiweiß macht vital und stressfähig, Kalzium baut Knochen und Zähne auf und ist das beste natürliche Beruhigungsmittel für die Nerven. Eisen liefert den belebenden Sauerstoff in alle Zellen und sorgt so für eine gesteigerte Zellatmung.

Vitamin C bringt schon nach Minuten einen Frischeschub. Der Körper braucht es für die Synthese von Stress- und Sexualhormonen, auch die Glücks- und Euphoriehormone werden damit hergestellt.

Sojabohnen

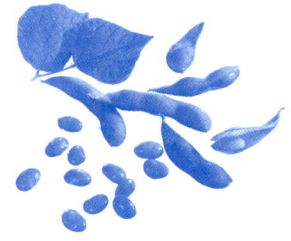

Sie sind der beste Eiweißspender, weil sich ihre Eiweißbausteine enzymatisch viel leichter herauslösen lassen als aus Fleisch und Fisch. (Bei Eiweißmangel drosseln die Gene in den Zellkernen den Zellstoffwechsel, weil Baumaterial für wichtige Zellproteine fehlt. Die Folgen sind Müdigkeit, Lustlosigkeit, Nervosität und Angstgefühle).

Soja baut neues Bindegewebe auf und wirkt verjüngend. Es wirkt entfettend auf die Leber, hilft bei Sehschwäche und beugt Libidomangel vor.

Die wichtigen Wirkstoffe Phosphatidylcholin und Inositol wirken nervenberuhigend und steigern die Konzentration, erneuern den Nervenüberträgerstoff Acetylcholin und stimulieren die Magensäureproduktion.

Zwiebeln

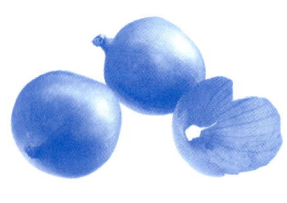

Zwiebeln sind kleine Fabriken für Allizin und andere schwefelhaltige Verbindungen. Sie liefern Zink, Folsäure, ätherische Öle und Flavonoide.

Zwiebeln beugen Infektionen vor und desinfizieren den Nasen-, Mund- und Rachenraum. Sie senken die

Blutdruck- und Blutfettwerte, helfen bei Durchblutungs-
störungen, beugen Gefäßkrankheiten vor und lindern
Venenbeschwerden. Sie kräftigen Herz und Kreislauf
und beugen Arteriosklerose vor. Zwiebeln sind bei
Nieren- und Blasenschwäche wirksam und stärken die
Schleimhäute in Magen und Darm.

Sellerie

Sellerie hat einen hohen Anteil an ätherischen Ölen,
speziell Terpenen. Diese wirken antibakteriell und antimykotisch (pilztötend) in Mund, Rachen, Magen und
Darm und desinfizieren sogar Niere, Blase und Harn-
wege. Sellerie heilt Entzündungen und Blasenschwäche
und hilft bei Verdauungsstörungen wie Blähungen oder
Durchfall.

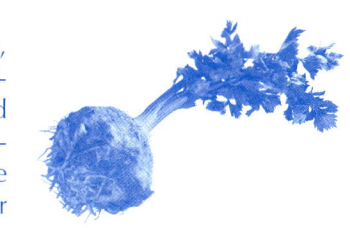

Der hohe Anteil des Vitamin-B-Komplexes kräftigt Nerven und Gehirn, lindert nervöse Störungen, Gereiztheit
und Depressionen. Sellerie liefert wichtige Nährstoffe für
gesunde Augen, Haut, Haare und Leber.

Keimsprossen

Keimsprossen enthalten sehr viel pflanzliches Eiweiß,
essenzielle Fettsäuren, Mineralien, Spurenelemente
sowie die Vitamine A, C und B2. Damit unterstützen sie
Magen und Leber, sorgen für schöne Haut und schenken
die Kraft der Jugend.

Artischocken

Ihr Hauptwirkstoff ist „Cynarin". Dieser Bitterstoff schützt
die Leber und regt die Leberzellen zur vermehrten Sekre-
tion von Gallensäure an. Der Cholesterinausstoß aus der
Leber wird aktiviert und bremst die lebereigene Cholesterinsynthese. So sorgen Artischocken für eine kräftige
Leber, einen gesunden Gallenfluss und senken den Cholesterinspiegel.

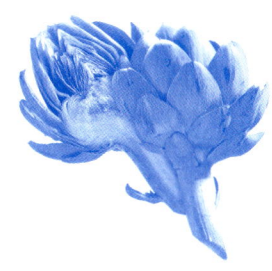

Carotine, B-Vitamine, Vitamin C sowie Eisen und Magnesium regulieren den Blutzuckerspiegel und wirken sowohl entwässernd als auch entzündungshemmend.

Hirse

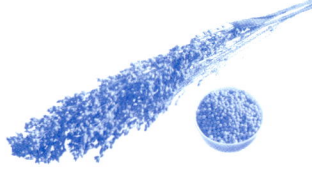

Reich an Eiweißen, Kieselsäure und Lezithin zur Förderung des Haar- und Nagelwachstums. B-Vitamine, Eisen, Magnesium, Kupfer und Mangan steigern Konzentration und Gedächtnisleistung.

Erbsen

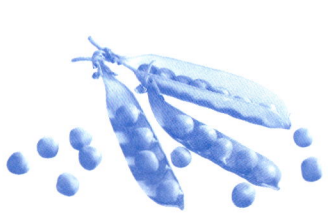

Großlieferant von Nukleinsäuren, Moleküle, in denen die Erbinformation eingelagert ist. Diese Säuren sind die besten natürlichen Verjüngungsmittel, da sie von unseren Körperzellen zur Teilung, Reparatur und Regeneration benötigt werden. Zusammen mit einem hohen Anteil an Magnesium wirken Erbsen verjüngend, muskelaufbauend, nervenkräftigend, stoffwechselaktivierend und fördern das Zellwachstum.

Safran

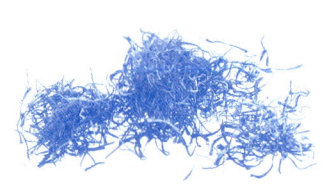

Dieses edle Gewürz ist reich an ätherischen Ölen und Glucosiden. Seit alters her verwendet man Safran in der Frauenheilkunde zur Linderung aller Beschwerden in den Wechseljahren. Es wirkt beruhigend bei Schmerzzuständen.

Curcuma

Curcuma wirkt anregend auf die Magensaft- und Gallensäureproduktion. Die in Curcuma enthaltenen gelben Pigmente weisen krebshemmende, antioxidative und entzündungshemmende Wirkungen auf.

Wirkungen der Regulate

Bildliche Darstellung:
Unser Enzymsystem ist vernetzt, vergleichbar den Maschen eines Strickpullovers. Jede einzelne Masche ist ein unentbehrlicher Teil des Ganzen. Löst sich nun eine Masche auf, kann diese sofort durch das Regulat neu zur Verfügung gestellt und wieder in das Gesamtgeflecht eingebunden werden.

Medizinische Erklärung:
- Regulat komplettiert das körpereigene Enzymraster! Dadurch werden vermehrt Abwehrstoffe produziert und ein fehl gesteuertes Immunsystem wieder in die richtigen Bahnen gelenkt.

- Regulat bewirkt humorale Kommunikation im enzymatischen und hormonellen Bereich!

- Regulat aktiviert Neurotransmitter bzw. Botenstoffe! Dadurch wird Acetylcholin nach blockierter Cholinesterase trotzdem wieder an der motorischen Endplatte in vollem Umfang für die Reizleitung zur Verfügung gestellt.

Kaskadenfermentierte Präparate (kurz Regulate) enthalten aufgeschlossene und energetisierte Enzyme in flüssiger Form.

Bessere Verwertung der Nahrung

Beispiel 1: Geben Sie Obst- und Gemüseabfälle in eine Schüssel und lassen Sie diese drei Tage im Warmen stehen. Ergebnis: Alles beginnt zu faulen und übel zu riechen.
Genauso sieht es in unserem Darm aus, wenn sich dort falsche Bakterien angesiedelt haben – was übrigens sehr häufig der Fall ist.

Beispiel 2: Geben Sie wieder Ihre Abfälle in die Schüssel und besprühen Sie den Inhalt mit Regulat. Ergebnis: Kein Fäulnisprozess, kein übler Geruch, sondern sauberer Abbau der Nahrung.

Regulat sorgt für eine gesunde Darmflora und damit für eine natürliche, ungestörte Verdauung. Allein durch diese Eigenschaft sind automatisch viele Heilungsprozesse gewährleistet.

Gifte werden ausgeleitet

Ein Tod durch Altersschwäche ist heute leider Rarität. Dafür mit verantwortlich ist der Umstand, dass der Normalbürger täglich mit bis zu 40.000 Giften in Berührung kommt. Menschen und Tiere werden durch zuviel Schwermetalle, Gifte aus dem Pflanzenschutz, Eiweiß- und Stoffwechselrückstände geschädigt. Dieses „ZUVIEL" kann kaum mehr bewältigt werden. Niere, Leber usw. sind überfordert, die anfallenden Gifte ersticken den Körper geradezu. Wir leben dann in einem Vergiftungszustand (Intoxikation). Leider werden Naturheilmittel oft erst eingesetzt, wenn alle anderen Therapien versagt haben. Besser ist es, Regulat bereits vorher einzusetzen und nicht erst, wenn nichts anderes mehr hilft. (Dosierung zur Entgiftung siehe Schaukeltherapie, Seite 117.)

Giftstoffe reichern sich mit der Zeit im Körper an und sollten ausgeleitet werden.

Nach unserer Erfahrung und der vieler unserer Kollegen steht fest, dass die Regulate fähig sind, die Zellen und das Bindegewebe von den Schwermetallen und Umweltgiften zu befreien.

Unterstützung der Giftausleitung

Um Überreaktionen zu vermeiden, sollte die anfänglich auftretende Giftüberflutung unbedingt von einem Spezialalgenpräparat gebunden werden, damit der Körper in die Lage versetzt wird, diese Gifte auszuleiten (Niere, Darm). Es handelt sich hier um eine ganz spezielle Spirulina-Base, der es nachweislich gelingt, Schwermetalle zu binden.

Regulierung des Säure-Basen-Haushalts

Innerhalb von drei Monaten gelingt es Regulat, Ihren Körper von Grund auf zu entsäuern. So können Magen-, Rheuma- und Gichtpatienten sowie viele andere Erkrankte endlich aufatmen!

Das Besondere an den Regulaten ist, dass der Prozess der Entsäuerung hier nicht auf einer vorübergehenden Abpufferung durch Zugabe von basischen Bestandteilen beruht. Nein!

Regulate führen zu einer tiefgreifenden Entsäuerung des Körpers.

Regulate gehen viel tiefer, denn hier vollbringen grundlegende enzymatische Rückkopplungsprozesse diese Wirkung auf ganz natürliche Weise. So entsteht wieder ein Redoxpotenzial zwischen Zelle und Gewebe.

Bei Therapiebeginn Säureflut abpuffern

Am Anfang der Therapie mit Regulat sollte der pH-Wert im Morgenurin mittels eines Indikatorpapiers aus der Apotheke kontrolliert werden. Bei pH-Werten unter 6,2 werden meist die Säuren in kristalliner Form abgelagert. Erst ab einem pH-Wert über 6,2 können sie in löslicher Form ausgeschieden werden. Aus diesem Grunde ist es wichtig, die Säureflut, welche zu Anfang der Behandlung extrem in Gang gesetzt wird, abzupuffern. Hierzu empfehlen wir für die ersten vier Wochen zusätzlich eine spezielle Spirulina, die basisch wirkt, z.B. Spirulina-Base.

Erhöhung des Stoffwechsels

Regulat energetisiert jede einzelne Zelle und bringt sie allmählich auf das Energieniveau, welches ihrer ursprünglichen Leistung entspricht. Das bewirkt, dass füllige Menschen dadurch von alleine zügig abnehmen.

Unterversorgte Menschen (krank und dünn) werden wieder aufnahmefähig und gewinnen an Kraft.

Regulat aktiviert Botenstoffe im Gehirn.

Einsprühen in die Nase

Die Spezialapplikation „Einsprühen in die Nase" (siehe S. 120) führt zu einer sofortigen Konzentrationssteigerung und zu Appetithemmung! Diese eindeutig erwiesenen Wirkungen basieren auf der Tatsache, dass Regulat sofort über die Blut-Hirnschranke Botenstoffe im Gehirn aktiviert! Achtung ist geboten bei Herz-, Bluthochdruck- und Schilddrüsenüberfunktionspatienten!

Lösung von Stauungen und Blockaden

Blockaden bei körperlichen Abläufen führen immer zu schweren Krankheiten!

In den Nervenbahnen führen Blockaden zu extremer Müdigkeit oder abnormer Gereiztheit. Auch die neue Krankheit unserer hyperkinetischen (überaktiven) Kinder hängt damit zusammen.

Blockaden im Verdauungsbereich führen zu Erscheinungen wie Übergewicht, Hautausschlägen, Migräne, Magenproblemen, Arteriosklerose, Rheuma sowie Leber-, Galle- und Nierenleiden.

Blockaden – Ursachen unterschiedlichster Krankheiten.

Blockaden im hormonellen System führen zu Diabetes, Hautausschlägen, Schilddrüsenunterfunktion, Osteoporose, Wachstumsstörungen, Fettstoffwechselstörungen, sexuellen Störungen, Allergien und erhöhten Wechselbeschwerden.

Regulation eines fehlgesteuerten Immunsystems

Aufgrund unterschiedlichster Ursachen ist bei vielen Menschen das körpereigene Abwehrsystem geschwächt. Dieser Zustand geht immer einher mit einem geschwächten körpereigenen Enzymsystem und zu wenig Energie in den Zellen.

Es gibt viele Gründe für ein geschwächtes Abwehrsystem.

Körperfremde Stoffe = Antigene (Viren, Bakterien oder Allergene) und/oder eigene entartete Zellen (Tumorbildung) haben es in diesem Zustand leicht, sich im Blut zusammenzuschließen und auszuufern. Folge: Die großen Krankheiten brechen aus!

Dieser Fehlsteuerung des Immunsystems sollte man am besten prophylaktisch (vorbeugend) entgegensteuern. Regulat eignet sich hierfür hervorragend.

Selbst bei bereits bestehendem Krankheitsbild unterstützt es das Erkennen, das Auflösen und den Abtransport von Immunkomplexen. Hier ist jedoch Geduld oberstes Gebot!

Regulierende Wirkung auf das Hormonsystem

Das Hormonsystem ist direkt vom Enzymhaushalt abhängig. Bei einem ausgewogenen Enzymreichtum im Organismus werden die Hormone durch Rückkopplungsprozesse wieder nach dem Gesetz der Harmonie in die richtigen Bahnen gelenkt.

Enzymfragmente mit heilendem und verjüngendem Kraftpotenzial.

Heilung durch die Haut

Die winzigen energetisierten Enzymfragmente besitzen ein heilendes und verjüngendes Kraftpotenzial! Durch Aufsprühen von Regulat auf die Haut entfaltet sich die Wirkung von den äußeren über die tiefer gelegenen Hautschichten bis hinein zu den Knochen und Eingeweiden. Daher wird Regulat häufig als Transmitter (Überträger) heilender Information bezeichnet, weil seine Wirkungsstärke derart intensiv ist.

Ergebnisse aus der Dunkelfeldmikroskopie

Viele Symbionten im Blut sind Hinweis auf eine gute Immunität.

Ein einziger Tropfen Blut genügt, um durch das Dunkelfeldmikroskop zu sehen, wie unser innerer Mikrokosmos beschaffen ist. Man sieht kleinste Lebenskeime, die Urkeime (Symbionten), die wie Schneegestöber zwischen den Zellen schwingen. Sie sind die Grundlage für unsere Lebensvorgänge, ständig bemüht, Störungen zu regulieren.

Enthält das Blut viele, langlebige und aktive Symbionten, dann entspricht dies einer guten Immunitätslage. Bei schlechter Immunität und bestehender Krankheit kann man erkennen, dass sich nur noch wenige, kurzlebige Symbionten im Blut befinden. Zudem wird sichtbar, dass sie sich in eine parasitäre Form entwickelt haben (negative, bakterielle Entwicklungsstadien).

In diesem Zustand sind wir Menschen für Infektionen, Viren und Bakterien von außen sehr empfänglich, da das körpereigene Milieu durch die innere parasitäre Entgleisung auf Krankheit programmiert ist.

Die parasitären (bakteriellen) Formen wandern allmählich in die roten und weißen Blutkörperchen hinein. Dort nehmen sie Nährstoffe auf und produzieren ihre eigenen Gifte, die dann zu einer Zellveränderung führen können. Die Voraussetzung für „Krankheit" ist nun gegeben.

Die weitere Entwicklung dieser parasitären Formen führt zu Schimmelpilzen, die im Endstadium von schweren Erkrankungen wie Aids oder Krebs die naturgemäße Entsorgung des Lebewesens vorbereiten.

Die im Blut zirkulierenden Gifte werden in die große Mülldeponie des Körpers ausgelagert: das Bindegewebe. Der verzweifelte Versuch des Körpers, die Gifte durch Flüssigkeitsansammlung (Ödeme oder Cellulitis) zu neutralisieren, kann ohne veränderte Situation nicht funktionieren. Der nächste Schritt wäre, die Gifte in die Fettzellen zu deponieren oder als harte, sklerotische Plaques in den Gelenken und Gefäßwänden abzulagern.

Regulate aktivieren Symbionten

Dieser Gifteinlagerungsprozess wird von den Regulaten durch den im Blut einsetzenden Reinigungsprozess unterbrochen. Damit wird eine weitere Vergiftung der Zellen vermieden.

Regulate als Prophylaxe für ein gesundes Leben.

Zu unserem eigenen Erstaunen sieht man bei der Betrachtung der Regulate im Dunkelfeldmikroskop genau die gleichen Symbionten wie im Blut eines gesunden Menschen.

Die körpereigenen Symbionten werden durch die im Regulat befindlichen Symbionten (aufgeschlossene Enzyme) durch Animpfen aktiviert und vermehrt. Dieses sichtbare Regulationssystem ist sehr beeindruckend, weil man direkt sehen kann, wie sich dadurch die Qualität des Blutes verbessert.

Abb. 1 Regulat enthält wie das Blut eines Gesunden die Urkeime des Lebens (Symbionten).

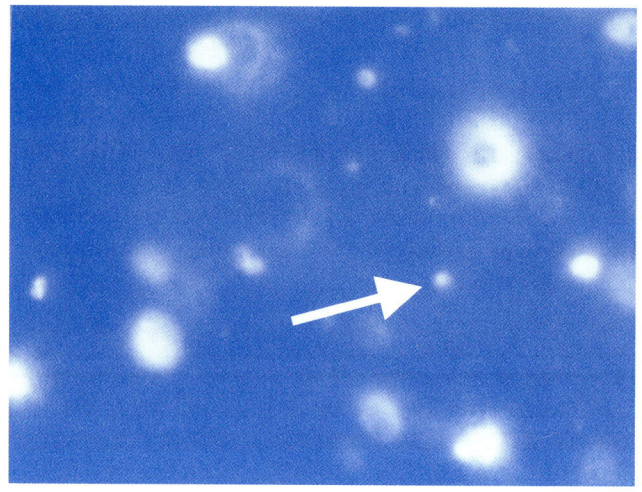

Fünf Säulen – Basis für Krankheiten

Die folgenden fünf Säulen sind die wahren Verantwortlichen unserer oft unerklärbaren Übersäuerung trotz basischer Ernährung und liefern die Basis fast aller chronischen Erkrankungen von Hautleiden bis Krebs. Somit bilden sie auch die Grundlage für den Befall der Blutzellen (sichtbar!) durch Viren, Bakterien, Pilze und Parasiten und bedingen Vergiftungen.

- **Multiresistente Kokken** (widerstandsfähige Bakterien).

- **Blutmykose** (nach Heilpraktiker E. Scheller): Bislang fand nur die Darmmykose Beachtung. Relativ neu ist die Erkenntnis, dass sich der Hefepilz Candida in einer maskierten Form auch in unserem Blut einnistet. Die Situation „Candida im Blut" ist einer der wesentlichsten, weltweit eskalierenden Faktoren für unsere Zivilisationserkrankungen.

- **Borrelien** in den Erythrozyten (rote Blutkörperchen): Die Dunkelfeldmikroskopie liefert ebenfalls den Beweis, dass die Borreliose, ähnlich wie Candida, eskalierend um sich greift. Borrelien können durch

Zecken sowie Insekten übertragen werden. Neu ist dabei die Erkenntnis, dass die Borrelien innerhalb weniger Stunden in die Blutzellen wandern und der Körper keine Zeit findet, Antikörper dagegen zu produzieren.

- **Epstein-Barr-Virus** (EBV): Das EBV erzeugt das Pfeiffer-Drüsenfieber, aber auch weitere schwere Krankheitserscheinungen, die man damit gewöhnlich nicht in Verbindung bringt.

- **Schwermetalle:** Amalgamfüllungen in den Zähnen, Verzehr von belasteten Meeresfischen sowie weitere Umweltfaktoren können zu einer Schwermetalleinlagerung führen. Betroffene Areale sind das Blut, das Nervengewebe, die Organe und auch das Gehirn.

Weitere Säulen werden vermutlich zukünftig hinzu kommen, wie Trichomonaden, Leberegel usw.

Krankhaft veränderte Blutbilder

Die Regulate bilden das Fundament für die Grundsatztherapie in Form eines Reinigungsprozesses. Es gelingt

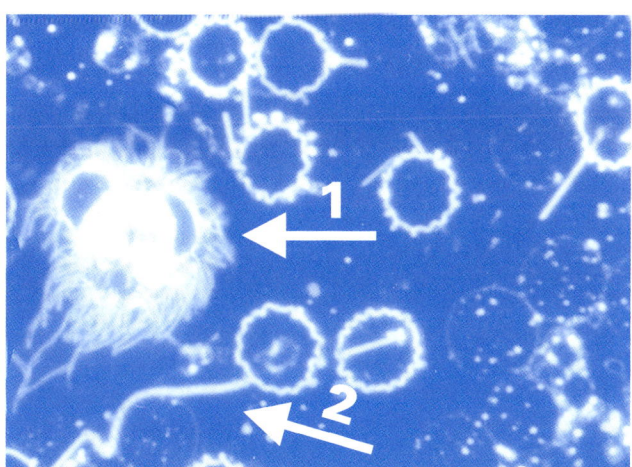

Abb. 2 Krankes Blut mit Bakterienformen, die aus den roten Blutkörperchen stammen. Pfeil 1: Stark befallenes weißes Blutkörperchen ein Tag nach der Blutabnahme. Pfeil 2: Austretende Bakterienformen aus den roten Blutkörperchen.

Abb. 3 Acht Stunden
nach der Blutabnahme
Pfeil 1: Leukozyt =
weißes Blutkörper-
chen.
Pfeil 2: Candidapilze
im Blut.

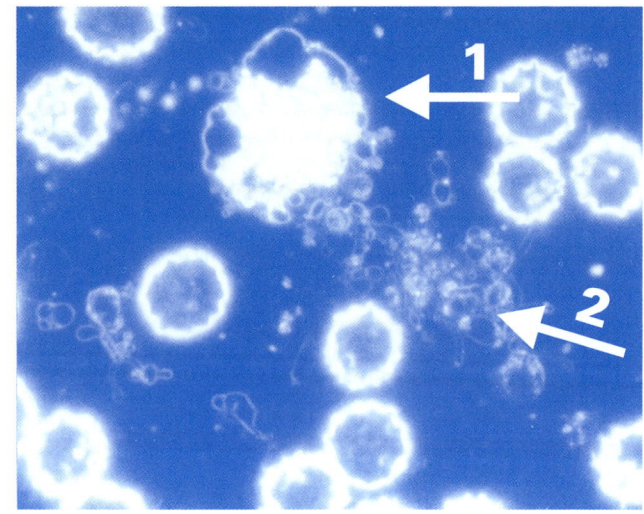

den aufgeschlossenen Enzymen, die in den Zellen eingelagerten Toxine (Gifte) zu lösen, zu binden und zu den Ausscheidungsorganen abzutransportieren. Das bedeutet: Regulate eliminieren die säureproduzierenden Erreger und sorgen so für ein basisches Milieu – die Grundvoraussetzung für „Gesundheit"!

In schweren Fällen sind zusätzliche, individuell angepasste therapeutische Schritte notwendig, wie das Entstören von Störfeldern und unterstützende Maßnahmen für die Organe.

*Regulat befreit das
Blut von Säurebild-
nern – Voraussetzung
für „Gesundheit".*

Eine begleitende Kontrolle Ihres Blutstatus können Sie von einem Labor für Pleomorphie durchführen lassen.

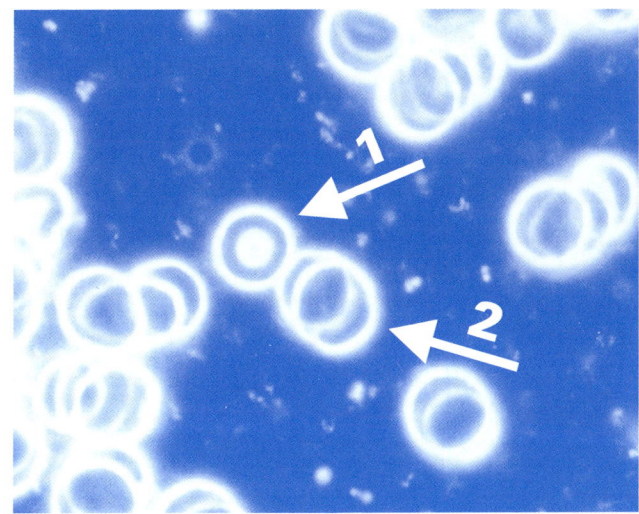

Abb. 4 Gesundes Blut ca. eine Stunde nach der Blutabnahme. Pfeil 1: Plasma mit Symbionten. Pfeil 2: Gesunde rote Blutkörperchen.

Indikationen für eine Behandlung mit Regulaten

Ärzte und Heilpraktiker therapieren mit großem Erfolg folgende Krankheitsbilder durch innerliche und äußerliche Anwendung von Regulat:

- Vitalitätsverlust (Erschöpfungszustände und Infekte, zur Rekonvaleszenz)
- Schleichende Vergiftungen, Gewebsverschlackungen
- Stress, Konzentrationsstörungen, Schlafbeschwerden
- Nervenbeschwerden, Neuralgien, Nervenfehlsteuerungen

- Entzündungen der Atemwege, der Kiefer- und Stirnhöhlen sowie der Haut
- Entzündungen der Sehnen, der Gefäße, der Muskeln und Gelenkknorpel
- Schleimhauterkrankungen
- Infektionen durch Pilze, Viren und Bakterien

- Wundbehandlung: Vereiterungen und Verletzungen der Haut (Schnitt- und Brandwunden) sowie des Rachen- und Zahnbereiches
- Herpes simplex (Lippenherpes) und Herpes zoster (Gürtelrose)
- Verletzungen der Sehnen und Bänder (Sport)

- Gastritis, Blähungen, Magenproblemem, Darmerkrankungen
- Darmträgheit sowie Reizdarm

- Ödeme aller Art, auch gestaute und angeschwollene Beine
- Lymphstauungen

- Herz-Kreislauf-Erkrankungen, Durchblutungstörungen
- Erhöhte Thrombozytenaggregation (Fließgeschwindigkeit des Blutes zu niedrig)
- Erhöhte Cholesterin- und Triglyceridwerte

- Arthroseschmerzen, Gelenkleiden
- Weichteilrheuma
- Autoimmunerkrankungen (Rheuma, Gelenkleiden, Multiple Sklerose, Psoriasis usw.)

- Hormonelle Störungen (Diabetes, Wechselbeschwerden)

- Hauterkrankungen und Hautveränderungen
- Allergien
- Schmerzen und ungeklärte Krankheitszustände

Eine begleitende unterstützende Anwendung von Regulaten zur Verbesserung des körperlichen Gesamtzustandes ist anzuraten bei:

- Antibiotikatherapie
- Kortisontherapie
- Chemotherapie
- Mykosentherapie

Anwendung
der Regulate

Prophylaxe mit Regulaten – für ein gesundes Leben!

Die folgenden Fallbeschreibungen und Erfahrungsberichte aus unseren Praxen informieren darüber, wie Sie Ihren Körper durch die Anwendung von Regulat wieder in den Zustand des Gleichgewichtes und der Harmonie bringen können. Schenken Sie auch unbedingt Ihren Kindern ein gesundes Leben – durch die Möglichkeit der Prophylaxe!

Nerven

Müdigkeit und Trägheit durch Lähmung in den Nervenbahnen

Patientin, 47 Jahre, litt unter ständiger Müdigkeit und Trägheit. Jede Bewegung kostete viel Anstrengung trotz normalen Gewichts und normaler Blutwerte.

Therapie

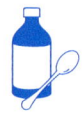

3 x täglich ein Likörglas Regulat. Speziell anfangs 3 l Flüssigkeit dazu trinken.

Erfolg

Bereits nach einer Woche zeigte sich eine ungeahnte Aktivität bei der Patientin. Sie sagte, sie könne Bäume ausreißen, auch geistig fühle sie sich fit wie nie.

Bitte beachten

Bei einigen Patienten kam es zu erheblichen Erstverschlimmerungen. Hier wurde sofort die Dosis reduziert und die Schaukeltherapie (siehe Seite 117) angewandt. Diese Patienten mussten erst entgiftet werden, Leber und Nieren wären sonst überlastet worden.

Regulat aktiviert blockierte Reizleitungen

Untersuchungen beweisen, dass der Kontakt mit Phosphorsäureestern die Weiterleitung von Nervenreizen lähmt. Phosphorsäureester sind als Weichmacher in Kunststoffen enthalten. Daneben dienen sie als Schädlingsbekämpfungsmittel in der Agrarwirtschaft.

Die Nahrung, die wir Menschen zum Essen kaufen können, ist nicht selten mit Phosphorsäureestern behandelt. Zwar werden diese Insektenkampfstoffe bis zur Ernte größtenteils abgebaut, so dass es nicht zu akuten Vergiftungserscheinungen bei uns kommt. Jedoch häufen sich diese Giftstoffe in unserem Körper an und bewirken eine fortschreitende Blockade des Enzyms Acetylcholinesterase.

Phosphorsäureester, beispielsweise in Pestiziden, blockieren unser Nervenübertragungssystem.

Dessen Aufgabe ist es, den Überträger (Transmitter) von Nervenimpulsen, das Acetylcholin, zu spalten und damit die nächste Reizübertragung möglich zu machen. Ist die Acetylcholinesterase lahmgelegt, kommt es zu einer Überflutung mit Acetylcholin. Dann können Nervenreize nicht mehr übertragen werden und Lähmungserscheinungen stellen sich ein. Regulat greift am Ort des Geschehens ein, also direkt bei der Reizübertragung an der motorischen Endplatte. Ob es dort den Transmitter Acetylcholin in der nötigen Menge bereitstellt oder ob es die Blockade löst, ist noch nicht erforscht.

Burn-Out-Syndrom (schwere Erschöpfung)

Patientin, 71 Jahre, litt unter extremer Erschöpfung, Müdigkeit, Schlafstörungen und Depressionen. Vier Monate zuvor war die Patientin an einer doppelseitigen

Lungenentzündung erkrankt und lag sechs Wochen im Krankenhaus. Trotz wiederholter Antibiotikaverabreichung hatte sie immer wieder Fieberschübe mit Schüttelfrost.

Bei einer ersten Dunkelfelduntersuchung des Blutes zeigte sich eine absolute Starre im Blutbild bei extremer Geldrollenbildung – ein Hinweis auf schwere Eiweißüberlastung.

Regulate aktivieren das Abwehrssystem.

Therapie

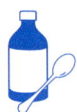

Ich verordnete der Patientin Regulat, 2 x 1 EL täglich, zusätzlich Vitamin B12 und Folsäure-Tabletten.

Erfolg

Befund des Kontrollbildes vier Wochen später: Das Abwehrsystem ist wieder aktiv! Die Patientin erholte sich zusehends. Eine Beeinträchtigung durch Schlafstörungen und Depressionen war nicht mehr vorhanden. Die Fieberschübe waren vorbei, ein leichtes Schwitzen trat lediglich bei Anstrengung auf.

Schwäche durch anhaltende Sommererkältung

Patient, 68 Jahre, sehr geschwächt durch eine sechs Wochen zurückliegende Sommergrippe; zweimalige Verabreichung von Antibiotika.

Therapie

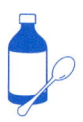

Morgens und abends je 2 EL Regulat langsam im Mund einspeicheln, dann schlucken. Zusätzlich Einreiben der Brust und der Stirnhöhlen mit Regulat.

Erfolg

Einen Tag nach Beginn der Behandlung konnte der Patient in der Nacht durchschlafen (zum ersten Mal seit Wochen). Am nächsten Vormittag starker Auswurf beim Husten, Diarrhoe (Durchfall), am Nachmittag/Abend Verschlimmerung der Symptome (Erstverschlimmerung). Bereits am nächsten Tag allgemeine Verbesserung der Konstitution, starker Ausfluss aus Rachen und Stirnhöhle. Vier Tage nach Beginn der Behandlung verspürte der Patient zum ersten Mal ein freies Gefühl und mehr Kraft.

Erstverschlimmerung – oft ein Zeichen für baldige Heilung.

Ein Nachbar dieses Patienten berichtete mir zufällig einige Wochen später, dass der Patient gemeinsam mit seiner Frau auf eigene Veranlassung einen Monat lang eine Kur mit Regulat durchgeführt hatte. Nach seinen Worten fühle sich das Ehepaar so gut wie seit Jahren nicht mehr. Die Lebensfreude sei zurückgekehrt und sie hätten sich für einen Tanzkurs eingeschrieben.

Nervosität schwindet

Ähnlich wie bei einer Umstimmungsbehandlung kann beobachtet werden, dass sich der Nervöse unter der Wirkung von Regulat beruhigt und entspannt, während der Leistungsschwache angeregt und seine Leistungsfähigkeit gesteigert wird.

Schwindel

Patientin, 44 Jahre, litt unter Erschöpfung, Schwindel und Druck über der Brust mit Engegefühl.

Die Untersuchung im Dunkelfeld zeigte eine Belastung der Leber und einen noch nicht vollständig überwundenen Infekt.

Therapie

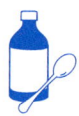

Ich verordnete der Patientin Regulat 2 x 1 EL/Tag sowie abends Kompressen mit Regulat auf den Oberbauch. Für die Kompressen verwendete die Patientin ein mit warmem Wasser getränktes und dann ausgewrungenes Leinentuch, welches sie kräftig mit Regulat besprühte. Zum Warmhalten wurde der Bauch mit einem dicken Tuch oder einer Wärmflasche zugedeckt.

Erfolg

Bei der zweiten Untersuchung im Dunkelfeld fünf Wochen später konnte eine wesentliche Verbesserung festgestellt werden. Das weiße Blutbild hatte sich weitgehend normalisiert.

Die Patientin verspürte so gut wie keinen Schwindel mehr. Auch der Erschöpfungszustand war weitgehend verschwunden, ebenso die Enge und der Druck über der Brust.

Hyperkinetische (überaktive) Kinder

Patient, 13 Jahre – ein Zappelphillip erster Güte –, kam mit seiner Mutter in meine Praxis. Sie klagte über die Belastung der ganzen Familie durch das aggressive Kind. Ihr Sohn war übernervös, hektisch, vorlaut, übermüdet und sehr stressig. Er hatte schlechte Schulnoten, weil er sich nicht konzentrieren konnte.

Therapie

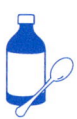

Das Kind erhielt morgens und abends je 1 EL Regulat. Über Nacht einen Unterbauchwickel wie folgt: Ein mit warmem Wasser getränktes und ausgewrungenes Leinentuch wurde kräftig mit Regulat besprüht und auf den zusätzlich besprühten Unterbauch zwischen Nabel und Schambein aufgelegt.

Zusätzlich musste die Mutter das Kind von allen Strahlenbelastungen (Fernsehen, Computer, Handy) so gut es ging fernhalten. Es sollte eine gewisse zeitliche Ordnung des Tagesablaufes eingehalten werden. Zucker- sowie Weißmehlprodukte sollten durch Obst und ballaststoffreiche Nahrung ersetzt werden.

Überaktive Kinder sind eine Belastung für sich und ihre Familie.

Erfolg

Anfangs trat eine Erstverschlimmerung der Symptome auf und das Kind war nur schwer zum Fortsetzen der Therapie zu motivieren. Nach 14 Tagen erholte sich der Junge jedoch zusehends. Normales Bewegungsverhalten und Ruhe kehrten ein. Die schulischen Leistungen verbesserten sich auf einen Notenschnitt von 1,2. Die Familie und vor allem der Junge selbst sind überglücklich.

Steigerung von Konzentration und Ausdauer

Managementtrainer: Als Leiter und Ausbilder im Firmenmanagement haben wir uns nach einem Selbsttest dazu entschlossen, den Teilnehmern unserer Seminare Regulat zu verabreichen.

Erfolg

Die Seminare verlaufen unter Zugabe von Regulat intensiver. Wir sind von der Wirkung beeindruckt. Sowohl wir als auch eine Reihe von Teilnehmern haben das Regulat ausprobiert und eine Erhöhung der Konzentration und Ausdauer festgestellt.

Das gesamte Wohlbefinden ist deutlich verbessert. Wir empfehlen Regulat.

Einsprühen in die Nase

Viele Patientenberichte bestätigen, dass Regulat nach Einsprühen in die Nase die Konzentrationsfähigkeit erstaunlich steigert. Die von Kopf bis Fuß eintretende Vitalitätssteigerung verhilft außerdem zu einem erfüllenden Tagesablauf und zu einem sehr erholsamen und tiefen Schlaf.

Rheuma

Polyarthritis

Patientin, 57 Jahre, entzündlich rheumatische Erkrankung der Handgelenke, Mittelnervendruckschädigung beiderseits, starke Schwellung beider Hände, Knotenbildung an beiden Handrücken (Polyarthritis chronica rheumatica).

Regulate wirken bei äußerlicher Anwendung durch die Haut.

Krankheitsverlauf und bisherige Behandlung: Die Krankheit bestand akut seit drei Jahren. Krankenhausaufenthalt in Rheumaklinik drei Wochen, ein Jahr später Operation der Handgelenke. Einnahme eines mittelstarken Rheumamittels.

Therapie

Beginn ein Jahr nach der Operation.

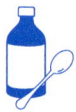

Innerlich: Morgens und abends je 1 EL Regulat, nach Anweisung.

Äußerlich: Handrücken am Morgen kräftig besprühen und am Abend nach Anweisung einwickeln. Tägliche Anwendung.

Erfolg

Die Schwellung an den Handrücken ging zurück. Die festen Knoten wurden sehr gut sicht- und fühlbar. Nach ca. vier Wochen war die Schwellung an den Händen fast ganz zurückgegangen. Die Rötung verschwand, die Hände wurden wieder schön. Einige hartnäckige Knoten waren noch vorhanden. Die Patientin wurde schmerzfrei und konnte wieder arbeiten. Die Patientin bezeichnete das Regulat wörtlich als „Rheumavernichtungsmittel"!

Arthrose

Patientin, 52 Jahre, Arthroseschmerzen in beiden Knien, verbunden mit entzündlicher Schwellung beider Kniegelenke. Gehen nur mit zwei Gehhilfen möglich, Schmerzen auch in Ruhe und nachts. Ein konsultierter Orthopäde meinte, damit müsse sie jetzt leben.

Therapie

Zunächst nur Umschlagsbehandlung mit Regulat, nach Möglichkeit dreimal täglich, wobei das Regulat im Verhältnis 1:3 mit Wasser verdünnt wurde. Die Patientin konnte je nach eigenem Empfinden zwischen möglichst heißem bzw. kalten Wasser wählen. Ein Leinentuch wurde in die Lösung gelegt, auf die schmerzende Stelle aufgebracht und mit einem kleinen und einem großen Handtuch bedeckt. Die Einwirkzeit sollte ca. 20 Minuten betragen.

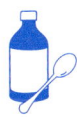

Regulat getränkte Auflagen wirken bis in tiefere Gewebeschichten.

Nach drei Tagen ließen die Schmerzen nach, die Beweglichkeit nahm zu und die Benutzung der Gehhilfen war nicht mehr ununterbrochen notwendig. Die Patientin nahm nach einer Woche wieder ihre Arbeit auf.

Nach der aufwendigen und zeitintensiven Umschlagsbehandlung konnte nun auf die Lokalbehandlung mit
unverdünntem Regulat übergegangen werden. Regulat
wurde jetzt direkt mit einem Sprühfläschchen auf die
Kniegelenke aufgetragen und an der Luft getrocknet.
Diese Behandlung erfolgte zwei- bis dreimal am Tag.
Zusätzlich orale Einnahme: Morgens und abends je 1 EL
langsam im Mund zergehen lassen.

Erfolg

Nach insgesamt dreiwöchiger Behandlung konnte
die Patientin völlig auf die Gehhilfen verzichten. Die
Schmerzen waren schon vorher abgeklungen und die
Schwellung der Kniegelenke fast vollständig zurückgegangen.

*Regulat eliminiert
schädliche Immun-
komplexe.*

Regulat und seine Wirkung bei rheumatischen Erkrankungen

Heilung ist kausal nur über das körpereigene
Immunsystem möglich. Regulat leistet beim
Erkennen, Eliminieren und Abtransport von
Immunkörpern einen fundamentalen Beitrag.

Da Regulat zusätzlich entsäuernd wirkt, Eiweiße
abbaut und die Darmflora mit gesunden Bakte-
rienstämmen aufbaut, sind alle Bedingungen
erfüllt, um rheumatische Beschwerden allmählich
abklingen zu lassen.

Schmerzen

Fibromyalgie

Patient, 54 Jahre, mit starken Schmerzen in der Schulter, die sich seit Wochen schubweise immer mehr gesteigert hatten. Das Heben des Armes war ihm mittlerweile unmöglich.

Therapie

Einsprühen der ganzen Schulterpartie morgens und abends mit unverdünntem Regulat, an der Luft trocknen lassen. Über Nacht einen kalten Umschlag mit Regulat. Nach Möglichkeit einmal wöchentlich Schwimmen.

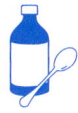

Erfolg

Die Schmerzen besserten sich bereits am dritten Tag. Sechs Wochen nach der ersten Behandlung verspürte der Patient nur noch ein leichtes Ziehen bei extremen Bewegungen.

Trigeminus-Neuralgie

Patientin, 72 Jahre, litt an einer äußerst schmerzhaften Trigeminus-Neuralgie im Gesicht.

Therapie

Regulat 3 EL täglich, Akupunktur, Gesichtsauflage mit einem in Regulat getränkten Leinentuch 2 x täglich für 20 min.

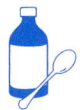

Erfolg

Nach fünf Tagen war die Patientin schmerzfrei.

Regulat wirkt bei äußerlicher UND innerlicher Anwendung.

Regulat und seine Wirkung bei unklaren Schmerzzuständen

Vielfach berichten Patienten über unklare Schmerzzustände, die vom Bewegungsapparat oder der Muskulatur herrühren und einfach als lästig empfunden werden. Eine eigentliche Krankheit liegt oft nicht vor.

Ein morgendliches und abendliches Besprühen der betroffenen Stellen mit Regulat, 1:1 mit Wasser verdünnt, und anschließendes Trocknenlassen an der Luft verhilft in sehr vielen Fällen zu einer Besserung.

Denn: Regulat wirkt sowohl auf der Haut bei äußerlichen Verletzungen als auch bis in die tiefsten Hautschichten und ins Innere bis in die Knochen hinein. Diese unglaubliche Wirkung entsteht durch die aktivierten Enzymfragmente.

Knochenbruch

Patientin, 71 Jahre, Bruch des rechten Handwurzelgelenks nach Sturz. Nach acht Wochen noch keine Kallusbildung. Schlechte Heilungsaussichten. Der Arm ist geschient.

Therapie

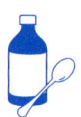

Die Patientin sollte mehrmals täglich die Fraktur mit Regulat unverdünnt besprühen und es wegtrocknen lassen. Innerliche Einnahme von 3 x 1 EL Regulat. Viel trinken zum Ausschwemmen angesammelter Giftstoffe.

Erfolg

Drei Wochen später bestand die Patientin auf eine Röntgenaufnahme, da sie das Gefühl hatte, dass der Knochen zusammengewachsen war. Ihre Vermutung hat sich bestätigt – sensationell!

Verstauchung und Schleimbeutelentzündung

Patient, 19 Jahre, verstauchte sich beim Fußball den Arm. Ein anschließender Bluterguss ging allmählich in eine Schleimbeutelentzündung über. Erst jetzt war der Patient gewillt, mehr als nur Eissprays zu verwenden.

Therapie

Mehrmaliges Besprühen mit unverdünntem Regulat und nächtliche kalte Umschläge mit Regulat.

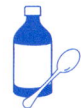

Erfolg

Innerhalb von drei Tagen waren die Beschwerden verschwunden. Seitdem wird Regulat vom Trainer des Fußballvereins als Soforthilfe bei Prellungen und Verstauchungen verabreicht.

Tennisarm

Patient, 63 Jahre, litt bei entsprechender Belastung unter Beschwerden, die als Tennisarm bezeichnet werden. Trat die Belastung nicht auf, bestanden keine Beschwerden.

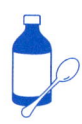

Therapie

Regulat dreimal am Tag auf die schmerzende Stelle aufsprühen und einklopfen. Anfangs abends 20 min lang einen Umschlag auflegen.

Erfolg

Bereits nach der ersten Anwendung verspürte der Patient eine Linderung. Bei fortdauernder Behandlung blieb der Patient selbst bei Überbeanspruchung beschwerdefrei.

Regulat bei Kopfschmerzen

Einige Patienten verwenden Regulat bei Kopfschmerzen. Auch hier zeigt sich, dass eine Anwendung als Umschlag im Nacken und Einreiben an den schmerzenden Stellen in kürzester Zeit eine erstaunlich positive Wirkung hat.

Rückenschmerzen

Patient, 45 Jahre, massive Rückenschmerzen im Lendenwirbelbereich mit Ausstrahlung in das linke Bein. Die orthopädische Versorgung im medizinisch notwendigen Bereich hatte keinen nennenswerten Erfolg gebracht.

Therapie

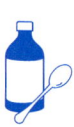

Behandelt wurden die Verdauungsprobleme, unter denen der Patient seit Monaten litt, da sein Enddarm massiven Druck auf Lendenwirbel 4/5 und den Ischiasnerv ausübte. Zuerst wurde eine Entlastung mittels Colon-Hydro-Therapie eingeleitet. Zum Ende jeder Darmtherapie bekam der Patient einen Abschlusseinlauf mit Regulat 1:1 verdünnt. Zu Hause orale Einnahme von Regulat zur Unterstützung.

Erfolg

Nach vier Darmtherapien war der Patient schmerzfrei.

Ein anderer Patient, 42 Jahre, litt immer wieder unter Schmerzattacken, trotz Einlegesohle und den üblichen Behandlungsweisen bei Rückenschmerzen.

Therapie

Regulat wurde an der schmerzenden Stelle aufgesprüht und an der Luft getrocknet.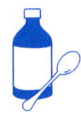

Erfolg

Eine Besserung trat sofort ein. Zwar neigen Rücken-schmerzen dazu, immer wieder aufzutreten, allerdings haben sich die Abstände zwischen den Schmerzattacken erheblich verlängert.

Regulat bei Rückenschmerzen

Der Auslöser für die Beschwerden ist meist eine außergewöhnliche Belastung. Da dies aber nicht immer zu vermeiden ist, hat sich hier Regulat als eine gute und wirksame Soforthilfe herausgestellt.

Hauterkrankungen und Allergien

Regulat steigert die Wirkung homöopathischer Präparate.

Arzt für Naturheilmedizin und Homöopathie: Als klassischer Homöopath möchte ich Ihnen mitteilen, dass Regulat die Wirksamkeit homöopathischer Präparate steigert. Es wirkt als Katalysator (Impulsgeber) für heilende Prozesse.

Dermatologie: Haut- und Schleimhauterkrankungen der unterschiedlichsten Art sehe ich unter der Anwendung von Regulat auffällig gut heilen.

Neurodermitis

Patientin, 52 Jahre, Neurodermitis mit momentan katastrophalem Schub: Alles ist aufgekratzt, stark gerötet und juckt – der Hals bis ins Gesicht hinein, Hände, Innenarme, Innenschenkel, Kniekehlen und Füße. Neurodermitis geht fast immer einher mit diversen Allergien.

Therapie

Entgegen sonst üblicher Anweisungen therapiere ich Neurodermitis mit durchschlagendem Erfolg folgendermaßen:

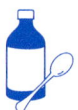

- Tägliches Duschen mit kräftigem Abrubbeln der Haut(schuppen) mittels eines Waschlappens unter Benützung einer neutralen Seife oder Syndets.

- Falls Juckanfälle vorhanden sind, darf der Patient die betroffenen Stellen mit heißem Wasser „ausbrennen".

- Zur Heilung der Haut und gegen den Juckreiz Regulat, 1:1 mit Wasser verdünnt, aufgesprühen. Nachts sollten damit Wickel gemacht werden.

- Zur Pflege empfehle ich ein Gemisch aus 1 Teil Creme (Nivea), 1 Teil Milch (Hautöl), 1/4 Teil Vaseline und drei Sprühstößen Regulat – die Substanzen einfach in der Hand mischen. Je schuppiger und fettarmer die Haut, desto mehr Vaseline benützen.

- Bei intensiven Unruhezuständen nachts sollte man, um zur Ruhe zu kommen, folgende Zusatztherapie machen: Acht Wattepads mit Regulat tränken und zwischen die Zehen klemmen. Darüber weite Socken anziehen – und der Schlaf ist gesichert.

Getränkte Wattepads zwischen den Zehen – siehe auch Seite 121.

- Innerlich verordne ich Regulat 3 x täglich 1 EL, bei Kindern unter 12 Jahren entsprechend weniger.

- Um den Erfolg der Darmsanierung zu sichern, sollte man bei der Colon-Hydro-Therapie auf 100 ml Wasser 15 ml Regulat zugeben.

- Antistress- und Selbstfindungstherapien unterstützen die Heilung.

- Nahrungsumstellung auf Vollwertkost und, zumindest anfangs, Verzicht auf Fleisch und Wurst sind unerlässlich. Zucker, Weißmehl und industriell verarbeitete Lebensmittel („tote" Nahrung) meiden.

Wenn Sie diese Regeln beachten, werden Sie sich innerhalb von zwei Monaten wie ein neuer Mensch fühlen. In den meisten Fällen wird schlagartig der optimale Immunitätslevel erreicht und überschritten, was augenblickliche Gesundung zur Folge hat.

Erfolg

Anfangs hatte die Patientin eine drastische Erstverschlimmerung zu überstehen. Nach 14 Tagen jedoch beruhigte sich das aggressive Hautgeschehen zusehends. Nach vier Wochen waren die Hautsymptome völlig abgeklungen. Der Juckreiz war verschwunden.

Psoriasis (Schuppenflechte)

Bericht eines Patienten: Zehn Jahre lang litt ich, männlich, 37 Jahre, unter großflächiger Schuppenflechte, begrenzt auf den rechten Unterschenkel.

Durch Zufall hörte ich von den Behandlungserfolgen mit Regulat. Es wurde mir empfohlen, das aufbereitete Enzymkonzentrat in einer Verdünnung 1:1 äußerlich auf die betroffenen Stellen aufzusprühen, wenn möglich mehrmals täglich, mindestens jedoch morgens und abends.

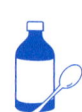

Regulat wirkt auch in verdünnter Form.

Dies habe ich sechs Monate lang durchgeführt (meist jedoch nur abends). Nach vier Monaten zeichneten sich erste Abheilungstendenzen ab. Jetzt, nach sieben Monaten, ist die Haut rein.

Durch die Anwendungsmethode „Einsprühen in verdünnter Form" mit Sprühflasche reichte die Flasche mit 350 ml Inhalt sehr lange – fast 3 Monate.

Ich bin vom Erfolg begeistert und werde das Produkt mit Sicherheit auch bei anderen auftretenden Beschwerden anwenden.

Ein anderer Patient, 22 Jahre, litt unter einer hartnäckigen Psoriasis am Kopf und an der Stirn.

Therapie

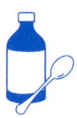

Einreiben und Einsprühen der betroffenen Stellen mit Regulat, 1:1 mit Wasser verdünnt. Zusätzlich täglich 2 EL einnehmen.

Erfolg

Bereits nach fünf Tagen begannen sich die Verkrustungen abzuheben. Die Haut wurde vollkommen gesund. Der Patient konnte es kaum glauben.

Staphylokokken-Infektion

Patientin, 34 Jahre, mit Neurodermitis, war seit über einem Jahr komplett am ganzen Körper mit eitrigen Staphylokokken infiziert. Alleine an einem Finger konnte man elf Eiterpusteln zählen. Das Immunsystem war völlig zusammengebrochen (Status wie bei einem AIDS-Patienten). Die Patientin nahm während des vorangegangenen Jahres an ca. 100 Tagen Antibiotika ein, da sie den Staphylokokken nicht mehr Herr wurde.

Bei AIDS ist das Immunsystem zusammengebrochen.

Therapie

Innerlich: Morgens, mittags und abends je 1–2 EL Regulat einnehmen.

Äußerlich: Kräftiges Abwaschen der Haut mit einem Waschlappen und einer Waschlotion. Sollten sich dabei Pusteln öffnen, ist dies nur von Vorteil. Nach dem Abtrocknen folgt das Einsprühen des gesamten Körpers mit Regulat, 1:1 mit Wasser gemischt. An der Luft trocknen lassen. Anschließend „Sterilium" (in der Apotheke erhältlich) auf die Hände geben und damit wieder den Körper betupfen. Sollten offene Stellen sehr brennen, hilft es, darauf zu klopfen oder sie anzublasen. Nun wieder zur Heilung Regulat aufsprühen und trocknen lassen. Diese Prozedur muss 2 x täglich durchgeführt werden.

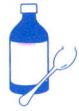

Erfolg

War sofort nach der ersten Behandlung sichtbar. Die Staphylokokken waren innerhalb einer Woche verschwunden.

Nach sechs Wochen besuchte mich die Patientin in meiner Praxis mit einem großen Blumenstrauß. Sie dankte mir für die Therapie, die ihr Leben wieder lebenswert gemacht hatte. Durch den bereits normalisierten Immunstatus war auch ihre Neurodermitis deutlich zurückgegangen.

Herpes-Infektion

Patientin, 10 Jahre. Eine banale, ca. linsengroße Schürfwunde am Knie hatte sich mit Herpes infiziert und bildete innerhalb von drei Tagen eine dicke, nässende Kruste, welche die gesamte Knieregion gipsverbandartig einmauerte, sodass die Bewegungsfähigkeit des Kniegelenks auf ein Minimum beschränkt war. Brenn- und Juckschmerz waren erheblich.

Therapie

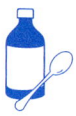

Behandlung ausschließlich mit Regulat, 1:1 mit Wasser verdünnt, ca. fünfmal täglich auf die betroffene Stelle aufsprühen.

Erfolg

Innerhalb von drei Tagen kam das Voranschreiten der Herpes-Infektion zum Stillstand.

Heilung der Haut unter der Herpeskruste.

Bereits am ersten Tag der Anwendung wurden die Beschwerden deutlich gelindert und hörten in den folgenden Tagen ganz auf. Das Faszinierende war, dass sich nach acht Tagen die inzwischen ganz abgetrocknete Herpeskruste in einigen großen Stücken komplett ablöste, ohne dabei wunde Hautstellen zu hinterlassen.

Gürtelrose (Herpes zoster)

Patientin, 54 Jahre, bekam über das Wochenende einen heftigen Ausschlag mit äußerst stark juckenden Blasen auf dem rechten Lendenwirbelbereich. Am Montag beim Arzt wurde bereits eine ausgeprägte Gürtelrose (Herpes zoster) diagnostiziert. Der Arzt verschrieb ein Virustatikum und Zinkpaste zur äußerlichen Anwendung.

Der Herpes zoster befand sich bereits in einem kritischen Stadium. Die Schmerzen wurden fast unerträglich. Nach zwei Tagen kam die Patientin in meine Naturheilpraxis.

Eine Gürtelrose ist mit starken Schmerzen verbunden.

Therapie

Ich behandelte sie folgendermaßen mit Regulat:

Innerlich: siehe Schaukeltherapie, Seite 117.

Äußerlich: Die Patientin wurde an den betroffenen Stellen sofort mit Regulat 1:1 (mit abgekochtem, erkaltetem Wasser gemischt) besprüht. Einige Stellen waren aufgekratzt. Es wurde abgewartet, bis alles eingetrocknet war. Anschließend nochmaliges Besprühen und Eintrocknen. Ein Abtupfen der Zinkpaste war aus Schmerzgründen nicht möglich.

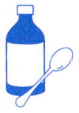

Nun wurde ein breites Leinentuch in Regulat getränkt und um die Bauchregion gewickelt, darüber ein dickes, warmes Handtuch. Die Patientin legte sich eine halbe Stunde hin und entspannte sich dabei so, dass sie einschlief.

Die Patientin wiederholte diese Behandlung zu Hause alleine. Sie ließ den Wickel über die ganze Nacht einwirken.

Erfolg

Bereits am zweiten Tag war der Juckreiz gestillt, nach neun Tagen war die Patientin schmerzfrei und nach einer weiteren Woche waren auch die letzten Blasen und Wunden verschwunden.

Die Patientin verzichtete vorzeitig auf die Einnahme des vom Arzt verordneten Medikaments. Auch die Zinkpaste verwendete sie nicht mehr, damit Regulat besser einwirken konnte und nicht abperlte.

Regulat bei Herpes

Herpes-Patienten, die mit chemischen Mitteln (allopathisch) behandelt werden, leiden oft lange unter nässenden superinfizierten Wunden.
Dieses Problem tritt unter Anwendung von Regulat nicht auf.

Kopfhautjucken

Patientin, 73 Jahre, seit einem Jahr starker Juckreiz auf der Kopfhaut. Dadurch Haarausfall und Allergie auf ein Haarfärbemittel. Die Patientin – immer sehr auf ihr Äußeres bedacht – war verzweifelt.

Therapie

Innerlich: 3 x täglich 1 EL Regulat einnehmen.

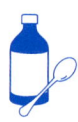

Äußerlich: Morgens und abends Regulat mittels eines Haarapplikationsfläschchens (wurde mitgeliefert) auf die Kopfhaut auftragen und anschließend mit den Fingern einmassieren.

Erfolg

Bereits nach zwei Tagen begannen sich die ersten Schuppen zu lösen. Darunter erschien gesunde Kopfhaut. Nach drei Wochen war die gesamte Kopfhaut gesund.

Nach einem weiteren Monat wagte die Patientin es, ihre Haare wieder zu färben. Bis heute trat kein Kopfjucken mehr auf.

Eiweißallergie und Wassereinlagerung

Patientin, 49 Jahre, seit Jahren schwere Allergie auf tierisches Eiweiß, seit sieben Monaten auch Allergie auf pflanzliches Eiweiß. Zusätzlich Fett- und Zuckerallergie. Außerdem seit neun Monaten unerklärliche Wassereinlagerungen und Gewichtszunahme, obwohl die Patientin nur noch wenig Nahrung aufnahm.

Häufig auftretende akute Folgen des Nahrungsverzehrs waren: Brechdurchfall, Darmfäulnis, angeschwollene Galle, Hautausschläge. Die Patientin konnte nicht mehr schlafen und bekam Kopfweh.

Therapie

3 EL Regulat pro Tag und eine Kapsel Dr. Niedermaier Stress-Schutz.

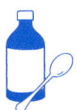

Erfolg

Bereits nach zwei Flaschen Regulat kehrte allgemeine Stabilität und Wohlbefinden ein. Im Vertrauen auf das innere Empfinden wollte es die Patientin nun genau wissen: Sie ging am Abend griechisch Essen und verzehrte ausgiebig Tsatsiki, Gyros und Pommes frites. Die Patientin blieb ohne Beschwerden. Sie konnte es nicht glauben. Nach weiteren vier Wochen der Stabilität meldete die Patientin, dass sie, obwohl sie wieder normal essen konnte, drei Kilogramm abgenommen hatte.

Sonnenallergie

Patientin, 57 Jahre, litt seit vielen Jahren an einer Sonnenallergie. Der Ausschlag trat nur am Hals, auf der Brust und an den Oberarmen auf. Sie kam vier Wochen vor ihrem Urlaub in meine Praxis mit der Bitte, vorbeugend etwas zu tun.

Therapie

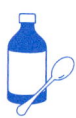

Ich verordnete ihr Regulat 2 x 1 EL täglich. Für den Urlaub empfahl ich ihr, sich eine kleine Sprühflasche (unverdünnt) abzupacken und sich damit im Urlaub zusätzlich morgens und abends an den betroffenen Stellen einzusprühen.

Erfolg

Nach ihrer Rückkehr berichtete sie mir, dass sie nur drei Tage leichte Beschwerden hatte, die aber zusehends nach dem Aufsprühen von Regulat verschwanden.

Heuschnupfen

Patientin, 35 Jahre, litt jedes Frühjar seit vielen Jahren an den typischen Symptomen.

Therapie

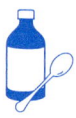

Regulat 2 x täglich, im Mund gut eingespeichelt, einnehmen.

Morgens und abends je zwei Wattepads mit Regulat 1:2 tränken und für 20 min auf die geschlossenen Augenlider legen. Ein Teil Regulat und drei Teile Wasser mischen, in eine Nasensprühflasche geben und mehrmals täglich einschnupfen.

Erfolg

Patientin ist begeistert. Die Nies- und Tränattacken haben sich deutlich reduziert. Die Schwellung und Rötung im Gesicht verschwand bereits nach drei Tagen.

Allergien vorbeugen

Nach Schätzungen gibt es mittlerweile zehn Millionen Allergiker in Deutschland und es werden jedes Jahr mehr. Vor allem die Zahl der betroffenen Jugendlichen und Kinder steigt dramatisch an – ein Hinweis, dass gerade ein junger Organismus den Belastungen unserer Zeit nicht mehr gewachsen ist. Speziell bei Allergien ist eine Behandlung auf Dauer selten anhaltend von Erfolg gekrönt. Es ist sinnvoller, schon früh präventiv, also vorbeugend, den jungen Organismus zu stärken. Regulat eignet sich hier in hervorragender Weise, da es das enzymatische Raster der menschlichen Struktur abfragt und neu bestückt.

Regulat verhilft Kindern zu einem funktionierenden Immunsystem.

Augenlidekzem mit Juckreiz

Patientin, 54 Jahre, litt seit drei Monaten an einem Augenlidekzem mit massivem Juckreiz. Der Hautarzt konnte mit Cortison keine Besserung erzielen.

Therapie

Regulat auf die Augenlider. Dazu werden Augenpads (bekannt vom Abschminken in der Kosmetik) mit Regulat/

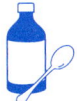

Wasser 1:1 getränkt und 20 min auf die geschlossenen Augen gelegt.

Dieser Vorgang wurde zu Hause 2 x täglich wiederholt; zusätzlich orale Verabreichung von 2 EL Regulat pro Tag.

Erfolg

Nach sechs Tagen klang das Ekzem ab, die Schwellung am linken Auge ging ebenfalls zurück, an der Gesichtshaut trat kein Juckreiz mehr auf.

Insektenstiche

Patientin, 42 Jahre, wurde von einer aggressiven Wespe in den Arm gestochen.

Therapie

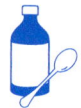

Sie sprühte sofort einige Male hintereinander Regulat auf die äußerst schmerzende Stelle.

Erfolg

Die Patientin berichtete, dass der Schmerz bereits beim ersten Sprühstoß fast ganz verschwand und sie entgegen früherer Erfahrungen keine Schwellung bekam.

Lymphödem nach Insektenstich

Ein anderer Patient behandelte ein seit sechs Wochen bestehendes Lymphödem, welches sich nach einem Insektenstich gebildet hatte.

Therapie

2 x täglich ein Umschlag mit Regulat 1:1 verdünnt mit Wasser für je 20 min.

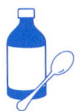

Erfolg

Da die Schwellung schon zur Verhärtung neigte und keinerlei Anzeichen einer Rückbildung aufwies, waren wir umso mehr erstaunt, als sich nach fünf Tagen eine Besserung des lokalen Befundes einstellte. Die Schwellung reduzierte sich an Umfang und Konsistenz, bis sie nach zwei Wochen nicht mehr feststellbar war.

Sonnenbrand

Patient, 12 Jahre, achtete beim Spielen im Meereswasser am ersten Ferientag nicht auf ausreichenden Sonnenschutz. Am Abend hatte das Kind bereits Fieber und starke Schmerzen durch den krebsroten Sonnenbrand am ganzen Körper. Seine Mutter hat Regulat als Notfallmedizin immer bei sich.

Regulat als Notfallmedizin, beispielsweise im Urlaub.

Therapie

Sie besprühte das Kind am Abend mehrmals mit einer Verdünnung Regulat/Wasser 1:1 und ließ diese Mischung abtrocknen.

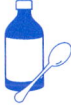

Erfolg

Der Sonnenbrand war so gut wie weg. Das Kind konnte am nächsten Tag wieder an den Strand. Die Gäste daneben waren überrascht von der schnellen Genesung, denn sie hatten mitbekommen, in welchem Zustand das Kind am Abend vorher gewesen war.

Furunkel und Pickel am Gesäß

Patientin, 36 Jahre, hatte schon seit Monaten mehrere Pickel auf ihrem Gesäß, darunter ein schmerzhaftes Furunkel. Alle Versuche mit herkömmlichen Mitteln, wie Zug-, Pflanzen- und Cortisonsalben, brachten nicht das gewünschte Ergebnis.

Therapie

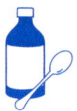

Mehrmals täglich besprühen mit Regulat und wegtrocknen lassen. Auf den Furunkel wurde eine mit Regulat getränkte Gaze gelegt und diese mit einem Pflaster festgeklebt.

Erfolg

Nach einer Woche waren die hartnäckigen Hauterscheinungen vollständig verschwunden. Der Furunkel öffnete sich nach vier Tagen über Nacht, der Eiter floss heraus. Die Ausheilung dauerte insgesamt neun Tage.

Wunden

Wunden heilen schneller mit Regulat.

Schnittverletzung

Patientenbericht: Vor einiger Zeit verletzte ich mich beim Barfussgehen an einer Flaschenscherbe. Aus einer ca. 5 cm langen Wunde blutete es so heftig, dass sie normalerweise unbedingt hätte genäht werden müssen. Aus Zeitmangel machte ich einen Versuch mit Regulat.

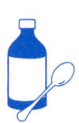

Ich drückte die Wunde ab und öffnete den Druckverband nur kurz zum Aufsprühen von Regulat, 1:1 mit abgekochtem Wasser gemischt. Dies wiederholte ich dreimal. Die Blutung ließ nach und vor allem verspürte ich überhaupt keinen Schmerz mehr. Ich wartete noch ein wenig ab, ob der Schmerz sich nicht wieder einstellt.

Er tat es nicht! So etwas habe ich noch nie erlebt! Gewöhnlich bin ich eher wehleidig. Der Schmerz blieb tatsächlich vollkommen weg. Ich klammerte mit einem Pflaster die Wunde etwas zusammen und vergaß den Vorfall.

Am nächsten Tag entfernte ich das Pflaster und sah, dass die ehemals riesige Schnittverletzung aussah wie ein gezeichneter Strich!

Eigentlich hatte ich Regulat ja aus anderen Gründen im Haus. Mir scheint, Regulat ist für alles gut – von chronischen Erkrankungen bis hin zum wirksamen Hausmittel für allerlei. Ich bin begeistert von diesem Präparat und habe es auch schon vielen lieben Menschen empfohlen.

Schmerzen verschwinden bereits beim Aufsprühen.

Brandwunden

Patient verbrannte sich den gesamten Handrücken beim Herausziehen des Backbleches aus dem Ofen.

Therapie

Regulat, 1:1 mit abgekochtem Wasser gemischt, mehrmals hintereinander auf die Hand sprühen.

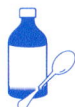

Erfolg

Der Schmerz war im Moment des Aufsprühens verschwunden und kehrte auch nicht mehr zurück. Die Wunde hat sich gar nicht erst zu einer Blase ausgebildet. Sie verschwand, ohne jemals groß Beachtung gefunden zu haben.

Schürfwunden

Auch im Urlaub tut Regulat gute Dienste.

Patient, 22 Jahre, hatte einen Mofaunfall in der Türkei. Er fuhr unvorsichtigerweise nur in der Badehose und stürzte prompt, nachdem er einem Auto ausweichen musste. Seine ganze linke Seite war aufgeschürft, ebenso beide Arme und Hände, die Wunden waren mit Erde und Schotter verunreinigt.

Therapie

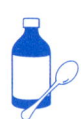

Eigentlich hätte der junge Mann ins Krankenhaus müssen. Seine Mutter hatte ihm für alle möglichen Notfälle eine Flasche Regulat mitgegeben, inklusive einer Sprühflasche.

Der Mann mischte das Regulat 1:1 mit Wasser und besprühte seine Wunden mit dieser Mischung. Über Nacht wickelte er die schlimmsten Stellen ein.

Erfolg

Der Patient konnte sich einen Krankenhausaufenthalt ersparen. Seine Wunden heilten ohne große Schmerzen wunderbar ab.

Pilzbefall

Darmmykosen (Darmpilze)

Patient, 38, seit Jahren Candida albicans im Darm. Mehrmalige Versuche mit den dafür indizierten Tabletten scheiterten trotz zusätzlicher Diät.

Therapie

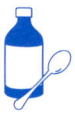

Unter Beachtung folgender Therapie gelingt die Ausheilung von Darmmykosen fast immer:

- 1 x wöchentlich Colon-Hydro-Therapie mit Regulat – am Ende Einlauf mit 15 ml Regulat auf 100 ml Wasser.

- Innerlich: morgens, mittags und abends jeweils vor dem Essen 10 ml Regulat und jeweils nach dem Essen 10 Pipetten kolloidales Silber.

- Zusätzlich: Einhalten der bekannten Diät.

- Die Zunge mit der Zahnbürste mittels kaltem Wasser morgens und abends abbürsten, bis der Belag weg ist. Die Zahnbürste öfters desinfizieren bzw. wechseln.

Pilzbefall ist häufig Zeichen einer schlechten Immunlage.

Erfolg

Nach zwei Monaten war der Stuhlbefund negativ, d.h. keine Pilze mehr nachweisbar.

Vaginalmykose (Scheidenpilze)

Patientin, 44 Jahre, sehr empfänglich für Pilzbefall im vaginalen Bereich. Anfangs halfen die handelsüblichen chemischen Salben. Mittlerweile wurde der Befall jedoch chronisch.

Therapie

Ein Tampon wird 3 x täglich mit Regulat (1:2 mit Wasser gemischt) getränkt und jeweils für eine halbe Stunde eingeführt.

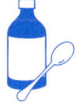

Erfolg

Nach wenigen Tagen verging der Juckreiz und das ganze Scheidenmilieu baute sich gesund wieder auf. Seitdem ist die Patientin beschwerdefrei.

Ohren

Tinnitus (Hörsturz)

**Cortison ist kurz-
fristig wirksam,
hat aber enorme
Nebenwirkungen.**

Patient, 46 Jahre, hatte plötzlich Ohrgeräusche, manch-
mal lauter, dann wieder leiser. In der Klinik wurde er
sofort vier Tage lang mit hochdosiertem Cortison behandelt. Das Klingeln im Ohr verschwand daraufhin
zunächst. Zwei Monate später kam er mit den gleichen
Erscheinungen in meine Praxis. Eine weitere Cortison-
behandlung lehnte er ab, da er nicht ständig damit belastet werden wollte.

Therapie

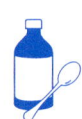

Innerlich: Ich verordnete ihm hochdosierten Ginkgo-
extrakt und Regulat, je ein Likörglas morgens und am
Nachmittag.

Äußerlich:

- 2 x täglich mit einem in Regulat getränkten Wattepad
  die Ohrumgebung einreiben.

- 2 x täglich mit einem in Regulat getränktem Wattestäbchen (Q-Tipp) das Ohr innen langsam gründlich
  benetzen.

Erfolg

Der Patient rief mich noch am gleichen Tag an und ver-
kündete, dass durch das Benetzen des Ohres mit dem
Q-Tipp das Geräusch wie durch ein Wunder verschwunden war. Dennoch führte er die Therapie noch einige
Zeit weiter durch.

Ohrjucken

Patientin, 66 Jahre, litt seit zwei Jahren unter Juckanfällen im inneren Ohr. Zusätzlich Kopfhautekzem. Cortison brachte nur kurzfristigen Erfolg.

Therapie

Morgens (auf nüchternen Magen) und abends je 1 EL Regulat langsam einnehmen; 2 x täglich mit einem in Regulat getränkten Wattestäbchen das Ohr gründlich benetzen. Zusätzlich die Kopfhaut mit Regulat massieren.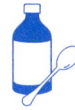

Erfolg

Nach sechs Wochen war die Patientin von ihren Beschwerden befreit. Das Ohrjucken ist seither nie mehr aufgetaucht. Das Ekzem löste sich in Schuppen ab und heilte vollkommen aus.

Augen

Verminderte Tränenflüssigkeit

Viele Patienten leiden unter zu trockenen Augen, also unter zu wenig Tränenflüssigkeit. Sie müssten ständig Augentropfen zum Benässen einträufeln, was viele nicht gerne machen.

Therapie

Sprühen Sie Regulat morgens und abends auf zwei Wattepads und benetzen Sie damit die geschlossenen Lider Ihrer Augen. In hartnäckigen Fällen die Pads auflegen und 20 Min. dort belassen (abends).

Erfolg

Ausnahmslos berichteten bisher alle Patienten von einem phantastischen Erfolg. Die Augen samt Flüssigkeitshaushalt regulieren sich innerhalb weniger Wochen auf gesunde Verhältnisse ein.

Diese Therapie hilft auch bei verschwommenem Sehen.

Gefäßerkrankungen

Gefäßschaden in der Arterie

Eine Patientin erhielt nach einem chirurgischen Eingriff eine Injektion mit dem Wirkstoff Midazolam-HCl. Trotz Warnhinweis (siehe auch Rote Liste), dass dieser Wirkstoff auf keinen Fall aus Versehen in die Arterien gelangen dürfe, da dies Gefäßschäden verursache, wurde offenbar zumindest ein Teil auch intraarteriell injiziert. Dies führte dazu, dass die Patientin starke Schmerzen im gesamten Arm bekam, die bis in die Hand ausstrahlten. Anschließende Schwellung und Verhärtung des Armes.

Therapie

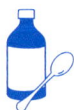

Drei Likörgläser Regulat täglich und kräftiges Besprühen des Armes mit Regulat.

Erfolg

Nach zwei Tagen war die arterielle Entzündung verschwunden. Der Arm wurde weicher und schwoll ab. Die Patientin war schmerzfrei.

Aufgrund dieses Geschehens wurde das Regulat im Computer des Fraunhofer-Instituts gelistet.

Schaufensterkrankheit (schwere Durchblutungsstörungen in den Beinen)

Patient, 51 Jahre, starker Raucher, Normalgewicht. Der körperlich immer sehr aktive Mann konnte schlagartig keine längeren Strecken mehr gehen sowie keine Treppen mehr steigen, ohne Pause zu machen. Eine Untersuchung beim Venenspezialisten ergab, dass er an schweren Durchblutungsstörungen in den Beinen litt.

Die Aussage des Arztes lautete: „Entweder Sie hören sofort mit dem Rauchen auf oder wir müssen Ihnen innerhalb des nächsten halben Jahres Ihr rechtes Bein abnehmen." Der Patient bekam ASS 100 verordnet. Schockiert begab sich der Patient für eine detaillierte Gefäßuntersuchung ins Krankenhaus. Der Spezialist des Pasinger Krankenhauses in München diagnostizierte an der rechten Leiste und an der rechten Kniekehle eine starke Verengung der Gefäße. Er beruhigte den Patienten mit der Aussage, dass man mittels einer Bypass-Operation (Kniekehle) bzw. der Ballontechnik (Leiste) innerhalb der nächsten Wochen die Verengungen wieder beseitigen könne.

Als naturverbundener Allgäuer und Sportler war ihm der Gedanke, nach der Bypass-OP „Plastik in seinem Körper" zu haben, suspekt. Er suchte verzweifelt nach einer Alternativlösung. Aus seiner Verwandtschaft kam der Tipp, es mit Regulat zu probieren.

Therapie

Morgens und abends nahm er einen kräftigen Schluck direkt aus der Flasche. Zusätzlich besprühte er seine Beine vor dem Zubettgehen mit einer Mischung aus Regulat/Wasser 1:1. ASS 100 nahm er ebenfalls noch ein.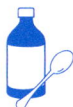

Erfolg

Bereits nach sechs Wochen verspürte er deutlichen Erfolg. Treppensteigen und Wandern bereiteten ihm keine Schmerzen mehr. Heute empfindet der Mann das Leben wieder als sehr lebenswert, da er in seinen Aktivitäten nicht mehr eingeschränkt ist, und er für sich entschieden hat, weiter rauchen zu dürfen. Er schwört auf Regulat und wird es auf Dauer einnehmen, da es ihm auch allgemein sehr gut tut.

Blutungen unter der Haut

Patient, 58 Jahre, flächige Blutung unter der Haut, bedingt vermutlich durch zu hohe Dosierung eines Thrombozyten-Aggregationshemmers (Acetylsalicylsäure).

Therapie

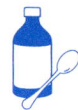

1 x morgens und einmal abends die Stelle mit Regulat betupfen und an der Luft wegtrocknen lassen.

Erfolg

Der Fleck verblasste schon nach zwei Tagen Anwendung und war nach acht Tagen gänzlich verschwunden.

Da der Patient öfters solche Hauterscheinungen hat, konnte bei einem Fleck, der nicht mit Regulat behandelt wurde, eine exakt doppelt so lange Abheilzeit beobachtet werden.

Eine andere Patientin, 89 Jahre, stürzte während eines Schwächeanfalls und erlitt an beiden Knien Hämatome. Beide Beine waren durch eine chronische Phlebitis (Venenentzündung) stark vorgeschädigt, daher breitete sich die schmerzhafte Schwellung bis zu den Fußzehen aus. Auch weniger dramatische Verletzungen brauchten bei dieser Patientin bis zu einem Jahr, um abzuheilen.

Therapie

Morgens und abends je 1 EL Regulat gut eingespeichelt schlucken.

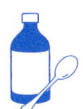

Täglich am Nachmittag wurde auf beide Unterschenkel folgende Auflage in Form eines Umschlages aufgebracht: 1 EL Regulat auf einen halben Liter Wasser – eine stärker konzentrierte Auflage war wegen der Phlebitis nicht möglich. Zusätzlich wurde wie üblich ein lymphanregendes Mittel gespritzt.

Erfolg

Trotz vorgeschädigter Venen und hohem Alter der Patientin war die Verletzung an beiden Beinen innerhalb von drei Wochen nach Behandlungsbeginn mit Regulat restlos abgeheilt.

Bei der routinemäßigen EAP-Behandlung (Elektro-Akupunktur) staunte ich über die verbesserten Messwerte. Seit Jahren bewegten sie sich bei 20–40. Nun lagen sie ausnahmslos um 40–50!

Venenleiden

Patientin, 65 Jahre, litt unter einer ausgeprägten Beinvenenthrombose vom Unterschenkel unterhalb des Knies bis in den Oberschenkel zur Leiste hoch. Sie hatte starke Schmerzen und konnte sehr schlecht laufen.

Befund durch Dunkelfelduntersuchung des Blutes: stark erhöhte Blutviskosität (extrem dickes Blut), starke Übereiweißung (zu viel Eiweiß).

Therapie

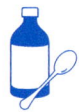

3 x 1 EL Regulat und 2 x täglich Umschläge (Regulat/ Wasser 1:1 verdünnt). Zusätzlich wurden nerventhera- peutische Injektionen durchgeführt. Der Patientin wurde empfohlen, mindestens 2 l Flüssigkeit täglich zu trinken. Die Ernährung wurde auf eine eiweißarme Kost umge- stellt.

Erfolg

Bei der Kontrolle vier Wochen später hatte sich die Thrombose stark zurückgebildet. Im Blutbild zeigte sich eine Verdünnung des Blutes. Die Übereiweißung hatte sich erheblich reduziert. Die Therapie wurde unverän- dert beibehalten. Nach sechs Wochen war die Patientin beschwerdefrei!

Ulcus cruris (Unterschenkelgeschwür, „offenes Bein")

Patientin, 71 Jahre, offenes Bein am Unterschenkel, der in naher Zukunft amputiert werden sollte. In ihrer Ver- zweiflung kam die Patientin in meine Praxis.

Therapie

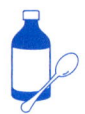

Ausleitende Entgiftung, Schaukeltherapie mit Regulat und Umschläge mit Regulat, 1:1 mit abgekochtem Wasser ge- mischt.

Erfolg

Bereits nach dem ersten Umschlag begann geradezu eine „Therapie-Revolution" an dem Bein: Der gesamte Bereich geriet in einen massiven Entzündungszustand, jedoch ohne erhöhte Temperatur. Nach zwei Wochen begann die Abheilungsphase. Die vereiterte Hautdeckplatte hatte sich abgelöst. Das Hautgewebe war von innen heraus gesund nach außen gewachsen. Die Patientin hat keinerlei Beschwerden mehr. Die Amputation wurde überflüssig!

Wundliegen (Dekubitus)

Patientin, 74 Jahre, allgemein schwere Durchblutungsstörungen, Diabetes, Übergewicht, seit längerer Zeit bewegungsunfähig, daher wundgelegen an der Ferse und an der Schulter.

Therapie

Innerlich: Morgens und abends je 1 EL Regulat langsam im Munde zergehen lassen.

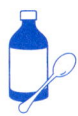

Äußerlich: Regulat 1:1 mit abgekochtem Wasser gemischt auf die offenen Wunden sprühen und wegtrocknen lassen. Dies mehrmals am Tag wiederholen. Über Nacht Umschläge mit der gleichen Verdünnung.

Erfolg

Nach vier Tagen begann das Gewebe wieder zu leben. Die Durchblutung steigerte sich zusehends. Es bildete sich ein Entzündungszustand, nach weiteren vier Tagen zeichnete sich eine Heilungstendenz ab. Nach 14 Tagen begann der Heilungsprozess, indem sich eine dicke Verkrustung ablöste. Darunter war ein feines Häutchen sichtbar, das die Wunden überzog.

Die Therapie wurde fortgesetzt und die Patientin erholte sich zusehends. Der Blutzucker sank, durch die verbesserte Durchblutung konnte die Patientin wieder erste Schritte gehen. Ein Erfolg, der sich weit herumgesprochen hat.

Krampfadern, Juckreiz

Patientin mit Krampfadern, klagte über Juckreiz an den Unterschenkeln, vor allem in der Nacht. Vieles hatte sie bereits dagegen ausprobiert, aber nichts hat ihr geholfen.

Therapie

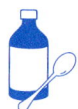

Sanftes Einreiben mit Regulat, 1:1 verdünnt mit Wasser, 2 x am Tag.

Erfolg

Nach drei Tagen war der Juckreiz verschwunden. Die Patientin setzte die Therapie fort, weil sie spürte, dass ihre Beine dadurch besser durchblutet wurden.

Geschwollene Beine

Patientin, 43 Jahre, litt seit Jahren an geschwollenen Beinen durch Wasseransammlungen, besonders am Abend nach langem Stehen und noch schlimmer an heißen Tagen.

Therapie

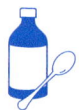

Regulat, 1:1 mit Wasser gemischt, auf die Beine sprühen. Wenn möglich dabei liegen, die Beine in die Luft strecken und das Gemisch leicht einmassieren.

Erfolg

Die Patientin verspürte bereits während des Sprühens ein befreiendes Gefühl, der Druck und die ziehenden Schmerzen ließen nach. Mittlerweile schwört die Patientin auf Regulat und ist davon überzeugt, dass es sie vor dauerhaften Schädigungen in ihren Beinen bewahrt.

Hämorrhoiden

Patient, 62 Jahre, litt seit Jahren an schmerzhaften und juckenden Hämorrhoiden, die teilweise kräftig bluten. Vieles wurde versucht, wie diverse Salben, Veröden, gefäßwandstabilisierende Tabletten. Auf Dauer stellte sich jedoch kein Erfolg ein.

Therapie

Innerlich: Einnahme von Regulat 3 x täglich 1 EL.

Äußerlich: Eine Mullauflage, getränkt mit Regulat/Wasser 1:1, wird in die Gesäßfalte eingeklemmt. Behandlung 2 x täglich für je 20 min.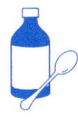

Erfolg

Unterstützt durch einen geregelten Stuhlgang, den Regulat mit sich bringt, bildeten sich die Hämorrhoiden wie von selbst immer weiter zurück. Die Mullauflagen waren nach drei Wochen nicht mehr nötig. Der Patient nimmt Regulat weiter ein, weil es ihm auch in anderen Bereichen gut tut.

Hormone

Amenorrhoe (Ausbleiben der Menstruation)

 Patientin, 42 Jahre, unregelmäßige Menstruation, seit längerem Ausbleiben der Menstruation. Neigt zu Depressionen und Antriebslosigkeit. Die Pille wird nicht vertragen.

Therapie

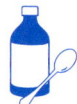 Schaukeltherapie mit Regulat und Unterbauchwickel, Regulat 1:1 mit Wasser verdünnt.

Erfolg

 Die Patientin dankte mir mit den Worten: „Dieses Mittel hätte man mir schon vor Jahren geben sollen, dann wäre mir viel Kummer erspart geblieben." Die Patientin sah auch um zehn Jahre jünger aus.

Klimakterium (Wechselbeschwerden)

 Patientin, 52 Jahre, litt sehr unter Wechselbeschwerden mit Schlaflosigkeit, Schweißausbrüchen, Hitzewallungen und Gereiztheit. Eine hormonelle Behandlung lehnte sie ab.

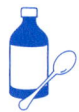

Therapie

Regulat 2 EL pro Tag.

Erfolg

 Nach fünf Wochen waren die Beschwerden der Patientin fast völlig verschwunden. Auch konnte sie nachts wieder ruhig schlafen, besonders, wenn sie am Abend ihre Brust mit Regulat besprühte und es einmassierte.

Hitzewallungen und Schlaflosigkeit sind in den Wechseljahren häufige Symptome.

Diabetes – ebenfalls eine Hormonstörung

Eine offene Studie über die Wirksamkeit von Regulat bei Diabetes-Patienten lieferte so Erfolg versprechende Ergebnisse, dass das Else-Kröner-Fresenius-Zentrum für Ernährungsmedizin (EKFZ) der Technischen Universität München zur Zeit eine kontrollierte Studie mit Typ-2-Diabetikern durchführt. Es besteht die Aussicht, dass mit Regulat einer der größten Zivilisationskrankheiten unserer Zeit Einhalt geboten werden könnte – siehe auch Seite 86 ff.

Erhöhte Cholesterin- und Blutfettwerte

Blutfettwerte

Patient, 48 Jahre, seit 2005 regelmäßige Laborkontrollen. Dabei in der Vergangenheit immer erhöhte Cholesterin- und Blutfettwerte, erhöhte Blutviskosität und erhöhte Herzwerte, Tendenz zur Harnübersäuerung.

Verschiedene Maßnahmen wie Aderlässe, Fastenkuren, Einnahme von Mineralien und Artischockenpräparate führten zu erheblichen Verbesserungen des Blutbildes. Aber die Blutfette weigerten sich konstant, in den Normbereich zu sinken, auch die Tendenz zur Harnübersäuerung blieb weiter bestehen.

79

Therapie

Im Frühjahr Einnahme von fünf Flaschen Regulat, morgens und abends je 1–2 Esslöffel.

Erfolg

Laborbefund von Anfang September: alles einwandfrei.

Cholesterinwerte

Patient, 88 Jahre, und Patientin, 72 Jahre – ein Ehepaar mit erheblich erhöhten Cholesterinwerten. Beide verweigerten eine herkömmliche (chemische) Behandlung dieses Stoffwechselleidens.

Therapie

Sie unterzogen sich einer zweimonatigen „Schaukelkur" mit Regulat:

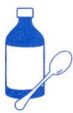

- Erste Woche morgens und abends Einahme von je 1 TL Regulat, im Mund gut eingespeichelt.

- Zweite Woche je 1 EL.

- Dritte Woche je 2 EL.

- Vierte Woche morgens, mittags und abends je 2 EL.

- Fünfte Woche wieder morgens und abends 2 EL.

- Die letzten drei Wochen je 1 EL morgens und abends.

Erfolg

Mann: anfangs 318 mg%, nach acht Wochen 179 mg%,
Frau: anfangs 396 mg%, nach acht Wochen 265 mg%.

Eine andere Patientin, 78 Jahre, litt unter Arteriosklerose
und allgemeiner Erschöpfung. Cholesterin 280 mg%,
HDL in der Norm.

Erfolg

Acht Wochen nach Einnahme von Regulat allgemeine
Verbesserung des Befindens, Cholesterin 205 mg%.

**Wirkprinzip der Regulate
bei zu hohem Cholesterin**

Kaum ein Thema wird in der Medizin so kontrovers diskutiert wie „das Cholesterin". Auch wenn
die Normparameter für das Cholesterin nicht mehr
ganz so eng gesehen werden, herrscht dennoch
immer noch eine gewisse „Cholesterin-Hysterie".

Es ist an dieser Stelle nicht möglich, alle diesbezüglichen Aspekte zu erörtern. Deshalb können
nur die wichtigsten Aussagen zu dieser Thematik
gemacht werden:

1. Cholesterin ist eine essenzielle Substanz, von
der unser Organismus (selbst bei strenger fettarmer Ernährung) täglich ca. 6 g produziert (Leber,
Darm).

2. Cholesterin bildet einen wesentlichen Bestandteil aller Zellmembranen, ist ein Grundstoff für
die Biosynthese von Östrogenen, Corticosteroiden
in der Nebennierenrinde, Androgenen und des

*Cholesterin ist
lebensnotwendig!*

Progesterons. Auch die Synthese von Calciferol in der Haut aus Cholesterin plus Sonnenlicht sollte nicht unerwähnt bleiben. Selbst diese unvollständige Aufstellung der physiologischen Funktionen des Cholesterins zeigt, dass ohne Cholesterin kein Leben möglich ist.

Beim gesunden „Durchschnitts-Erwachsenen" liegt der Gesamtcholesterinspiegel zwischen 160 und 220 mg%. Wird der Stoffwechsel durch falsche Ernährung oder Bewegungsmangel reduziert, steigt der Cholesterinspiegel an. Infolge einer vitalstoffarmen Ernährung – also nicht nur durch zuviel Fett in der Nahrung (!) – kommt es zu fermentativen Stoffwechselstörungen. Eine Eiweißmast durch zu viel Fleischverzehr bei gleichzeitigem Mangel an natürlichen (nativen) Eiweißen führt zu einer Präinsuffizienz (Vorbelastung) unserer größten Stoffwechselfabrik – der Leber!

Häufiger Verzehr von Fleisch belastet auf Dauer unser größtes Entgiftungsorgan: die Leber.

Cholesterine können nur durch Ankopplung an Eiweiße im wässrigen Medium (Blut) befördert werden. Gute Transporteure sind die HDL-Lipoproteine. Damit aber die Leber die Cholesterinsynthese (Cholesterinauf- und -abbau, Lipoproteinsynthese) regulieren kann, benötigt sie hochwertiges, möglichst natives Eiweiß. Dieses liefert uns – neben den Vitalstoffen – Regulat in vollendeter Form! Das erklärt auch, warum das einmalige Naturprodukt Regulat über die Stoffwechselregeneration den Cholesterinstoffwechsel innerhalb von vier bis acht Wochen normalisiert.

Herz- und Kreislaufsystem

Apoplexie (Schlaganfall)

Patientin, 60 Jahre, nach Schlaganfall Taubheitsgefühl (Parese) an Fingern und Beinen.

Erfolg

Die Therapie mit Regulat schlug innerhalb von 14 Tagen hervorragend an.

Die Durchblutung wurde angeregt, die Patientin hat wieder ein normales Gefühl in den Extremitäten. Sie fühlt sich rundum wesentlich besser. Sie hat keine Angst vor einem erneuten Schlaganfall.

Herzbelastung und Atemnot

Patientin, 66 Jahre, klagte über Herzbelastung, Atemnot bereits bei geringer Belastung, Druck über dem Herzen und Schlafstörungen. Untersuchungen beim Internisten und Kardiologen ergaben keinen Befund.

Dunkelfelduntersuchung des Blutes: Das Blutbild zeigte eine Eiweißüberlastung.

Therapie

Die Patientin erhielt 2 x 1 EL Regulat und sollte zweimal täglich die Herzregion mit Regulat einreiben. Zusätzlich wurden 1 x pro Woche 5 Globuli Digitalis D30 verordnet sowie eine eiweißarme Ernährung empfohlen.

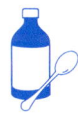

Erfolg

Nach sieben Wochen erneute Kontrolle: Deutliche Besserung des Blutbildes, besonders der Werte, die auf eine gute Immunabwehr schließen lassen. Die Patientin fühlte sich rundum wohl, die Atemnot reduzierte sich auf ein Minimum, und sie konnte auch wieder gut schlafen.

Erhöhter Blutdruck

 Patientin, 64 Jahre, Blutdruck 200/100, Übergewicht.

Therapie

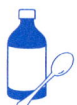 Regulat 3 x 1 EL; die bisherige Verordnung eines üblichen Blutdruckpräparates und eines Weißdorn-Natur-Tonikums wurde beibehalten.

Erfolg

 Nach sechs Wochen sank der Blutdruck auf 175/85, gutes Wohlbefinden; nach zehn Wochen (jetzt zusätzlich wöchentlich ein Reistag) Blutdruck bei 160/85, völliges Wohlbefinden.

Zu niedriger Blutdruck, Antriebslosigkeit

 Patientin, 21 Jahre, Hypotonie, Blutdruck 90/65, Kreislaufschwäche, Müdigkeit.

Therapie

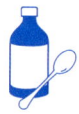 2 x 1 EL Regulat, morgendliche Bürstenmassage.

Erfolg

 Nach vier Wochen lag der Blutdruck zwar auch nur bei 105/70, aber das Befinden der Patientin hatte sich völlig geändert: keine Müdigkeit mehr, energetisch absolut vital, Freude am Leben.

Normalisierung des Blutdrucks durch Regulat

Bei essenzieller Hypertonie (erhöhter Blutdruck) sowie bei hypotoner Kreislaufinsuffizienz (Kreislaufschwäche) lässt sich mit Regulat enorm viel erreichen, sofern keine schwerwiegenden organischen Veränderungen vorliegen. Die normalisierende Wirkung auf das Herz-Kreislaufgeschehen beruht auf diversen enzymatisch in Gang gesetzten Prozessen:

- Erhöhte Sauerstoffversorgung in den Zellen (Ökonomisierung der Atmungskette, was sich auf den gesamten Energiehaushalt des Organismus positiv auswirkt).

- Abbau arteriosklerotischer Ablagerungen in den Gefäßinnenwänden.

- Erhöhung der Elastizität der Gefäßwände (vergleichbar dem Geschmeidigwerden der Haut bei der äußeren Anwendung mit Regulat).

- Abbau und Abtransport angereicherter Gifte im Körper (der Morgenurin hat in den ersten Tagen der Einnahme meist einen üblen Geruch).

- Anregung des Stoffwechsels, was bei Übergewichtigen zu dauerhaftem Gewichtsverlust führt und bei Untergewichtigen zu einer besseren Verwertung der Nahrung.

Gefäße werden wieder frei von Ablagerungen und elastisch.

Diabetes, Metabolisches Syndrom

Patientin, 46 Jahre, BMI 33,5, Diabetes, HbA1C (Blutzuckergedächtniswert) von 6,5, Blutdruck 150/80, erhöhte Triglyceride, erhöhte Harnsäure.

Patientin ernährt sich kohlenhydratreduziert. Keine dauerhafte Einnahme von Medikamenten. Klagt über Kreuzschmerzen, Ödeme, Müdigkeit, Schlafstörungen, Verstopfung, Stimmungsschwankungen und Heißhunger.

Therapie

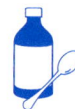

Die Therapie wurde mit Regulat 2 x 1 EL (10 ml) begonnen, die kohlenhydratreduzierte Kost wurde beibehalten. Keine weiteren diätetischen Maßnahmen oder Bewegungsprogramme.

Erfolg

Nach drei Monaten Einnahme von Regulat stellten sich folgende Erfolge ein:

- Die Patientin hat 7 kg abgenommen, der BMI sank auf 28,8.

- Besserung der Triglyceride von 218 mg/dl auf 148 mg/dl.

- Die Harnsäure sank von 8,3 mg/dl auf 5,4 mg/dl.

- Der Blutdruck regulierte sich ein auf 122/68 mmHg.

- Der HbA1C-Wert reduzierte sich auf 6,0.

- Keine Schlafstörungen mehr.

- Die Verstopfung ist weg.

- Kreuzschmerzen und Ödeme sind verschwunden.

- Die Patientin fühlt sich frischer und leistungsfähiger.

- Der Heißhunger auf Süßes ist deutlich geringer.

Nach weiteren drei Monaten Einnahme von Regulat verlagerten sich alle Laborwerte noch weiter in die Normalbereiche und stabilisierten sich. Die Patientin konnte auf die wesentlich gesündere Vollwertkost umgestellt werden, sie hatte sogar von sich aus das Verlangen nach gesunder frischer Vollwertkost. Der Heißhunger ging noch weiter zurück, die Stimmungsschwankungen verschwanden vollkommen. Die Patientin konnte sich auch wieder besser konzentrieren.

Metabolisches Syndrom: Hohes Risiko für Folgekrankheiten

Nach der Definition der International Diabetes Foundation liegt ein Metabolisches Syndrom dann vor, wenn folgende Kriterien vorhanden sind:

- Vorliegen einer bauchbetonten (so genannten zentralen) Fettleibigkeit: bei Männern Taillenumfang $\geq$ 94 cm, bei Frauen $\geq$ 80 cm.

- Diabetes Typ 2 mit Nüchternblutzuckerwerten von > 100 mg/dl.

- Erhöhte Triglyceride: >150 mg/dl

- Niedriges HDL-Cholesterin: <40 mg/dl bei Männern und < 50 mg/dl bei Frauen.

- Bluthochdruck: >130 mmHg systolisch und >85 mmHg diastolisch

Metabolische Stoffwechselerkrankungen wie Diabetes mellitus führen früher oder später zu sehr schlimmen Folgekrankheiten. Dies hängt mit den

Das Metabolische Syndrom gilt als der entscheidende Risikofaktor für koronare Herzkrankheiten.

Der Organismus befindet sich nicht mehr im Gleichgewicht.

körperlichen Ungleichgewichten zusammen, die die Energieversorgung in den Zellen reduzieren und gleichzeitig mehr reaktive Sauerstoffverbindungen (ROS = freie Radikale) produzieren. Diese ROS schädigen Zellmembranen, das Bindegewebe erstickt in den eigenen Schlacken und Giften, die Zellen können keine Informationen mehr austauschen. Besonders Nerven- und Gefäßzellen werden durch die ROS geschädigt. So kommt es in der Folge von Diabetes zu Nervenerkrankungen, Impotenz, Amputationen, Blindheit, offenen Beinen, zunehmendem Versagen der Nieren bis zur Dialyse und häufig zu Herzinfarkt oder einem Schlaganfall mit immer dramatischen Folgen. Dies ist der Grund für die deutlich höhere kardiovaskuläre Sterblichkeit im Vergleich zur Normalbevölkerung.

Alle Patienten mit Metabolischem Syndrom, die im Rahmen einer Studie ein halbes Jahr Regulat einnahmen, hatten wieder ganz normale Laborwerte. Zudem verschwanden Zusatzbeschwerden wie Kreuzschmerzen, Ödeme, Müdigkeit, Schlafstörungen, Verstopfung, Trägheit, Stimmungsschwankungen und Heißhunger durch die Therapie mit Regulat.

In Deutschland sind 40 Millionen Menschen vom Metabolischen Syndrom bedroht!

Bedenkt man, dass in Deutschland inzwischen jeder zweite (das sind rund 40 Millionen Menschen) vom Metabolischen Syndrom mit seinen Folgen Herzinfarkt und Schlaganfall bedroht ist, kann man diese Behandlungsergebnisse nicht wertvoll genug einschätzen. Die Regulate sind für Patienten mit Metabolischem Syndrom offenbar perfekt geeignet, die schlimmen Risikofaktoren zu beseitigen.

Speziell für die Bedürfnisse von Patienten mit Metabolischem Syndrom gibt es Regulate mit zusätzlichen Vitaminen, Mineralstoffen und

Spurenelementen wie Chrom. Chrom ist zentraler Bestandteil des Glukosetoleranzfaktors und für die Bauchspeicheldrüse ein wichtiges Spurenelement. Bei „Zuckermenschen" schreit die Bauchspeicheldrüse förmlich nach Chrom.

Bei der oben beschriebenen Patientin hat sich durch die Therapie mit Regulat nicht nur der Risikofaktor „Starkes Übergewicht" in „Übergewicht" reduziert, sondern der komplette Stoffwechsel gebessert: Zuckerstoffwechsel (HbA1C gesenkt), Fettstoffwechsel (Triglyceride gesenkt, HDL-Cholesterin angestiegen), Energiestoffwechsel (Verbesserung der Frische und Leistungsfähigkeit, bessere Konzentration) und Purinstoffwechsel (Harnsäure gesenkt). Damit sind bereits drei Risikofaktoren verschwunden. Durch die bessere Stoffwechsellage sank auch der Blutdruck auf normale Werte. Damit wurde durch Regulat auch der letzte Risikofaktor für das Metabolische Syndrom beseitigt.

HDL-Cholesterin transportiert Cholesterin von den Körperzellen zur Leber, ein hoher Wert gilt daher als Schutz vor Arteriosklerose und koronarer Herzkrankheit.

Gewichtsreduktion

Adipositas (Übergewicht)

Viele Berichte belegen eine kontinuierliche Gewichtsabnahme bei Einnahme von Regulat bei Menschen, die Übergewicht haben. Der Gewichtsverlust beläuft sich durchschnittlich auf ein Pfund pro Woche. Dies geschieht ohne Diät und ohne irgendeine Veränderung der Essgewohnheiten.

Regulat normalisiert den Stoffwechsel und verhilft zu einer schlanken Linie.

Gründe dafür:

• Erhöhte Darmtätigkeit

• Beschleunigter Stoffwechsel

- Bessere Verwertbarkeit der Nahrung, ohne diese ins Fettgewebe ablagern zu müssen

- Gesteigerte körperliche Aktivität

Einsprühen von Regulat in die Nase suggeriert „ich habe keinen Hunger".

Spezialmethode für eine gezielte und schnelle Gewichtsabnahme

Um das akute Hungergefühl zu drosseln sollten Sie neben der oralen Einnahme wie folgt verfahren: Geben Sie in eine Nasensprühflasche Regulat, 1:3 mit Wasser gemischt. Sprühen Sie diese Mischung mehrmals am Tag, spätestens bei auftretendem Hunger, in Ihre Nase und ziehen Sie dieses Gemisch kräftig hoch.

Neueste Untersuchungen beweisen, dass Stoffe, die durch die Nase aufgenommen werden, ausschließlich im Gehirn wirken. Das so aufgenommene Regulat mit seinen aufgeschlossenen Enzymen suggeriert dem Informationszentrum im Gehirn, dass Sättigung eingetreten ist.

Diese Methode ist bereits an vielen Probanden getestet worden. Keiner der Probanden klagte über ein Suchtpotential. Alle Menschen, die freiwillig an diesem Versuch teilnahmen, haben bis jetzt mindestens 9 kg abgenommen.

Verdauungsorgane

Gastritis

Patient, 61 Jahre, nervöse Gastritis, Schlafstörungen und Bluthockdruck.

Therapie

Regulat 2 x täglich 1 EL in einem halben Glas Wasser verdünnt langsam einnehmen, 2 Monate lang.

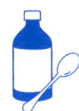

Erfolg

Der Patient berichtete über eine wesentliche Verbesserung der Magenbeschwerden und seines Schlafes, zusätzlich regulierte sich die Verdauung.

Bei manchen Patienten wirkt Regulat selbst bei chronischer Gastritis innerhalb von Tagen schmerzstillend. Trotzdem sollte die Einnahme über einen längeren Zeitraum erfolgen.

Regulate helfen bei Blähungen und Sodbrennen

Viele Patienten leiden teilweise jahrelang unter Blähungen, oft einhergehend mit Sodbrennen. Der Grund liegt in einer Übersäuerung und/oder einer gestörten Darmflora.

Die Verabreichung von 2 EL Regulat morgens und abends genügt in den meisten Fällen, die Beschwerden in einem Zeitraum von einer Woche bis zu zwei Monaten vollkommen zu beseitigen.

Regulierung der Darmtätigkeit.

Obstipation (Verstopfung)

Patientin, 43 Jahre, leidet seit Jahren an chronischer Obstipation. Sie nimmt regelmäßig starke Abführmittel ein und hat eine Magenschleimhautentzündung.

Therapie

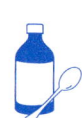

Regulat als enzymatische Verdauungshilfe 3 EL pro Tag schlug innerhalb kürzester Zeit an.

Erfolg

Die Patientin fühlt sich wie neu geboren! Nach 14 Tagen war die Schleimhautentzündung im Magen vollkommen abgeheilt. Der Stuhlgang regulierte sich weitgehend.

Dickdarmentzündung (Colitis ulcerosa)

Patient, 53 Jahre, litt seit Jahren an Durchfall, krampfartigen Schmerzen im Darm und Fieberschüben. Bisherige Behandlungen mit Antibiotika und Cortison waren nicht von anhaltendem Erfolg.

Therapie

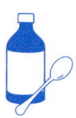

1. Woche: Morgens nach dem Frühstück 1 TL Regulat auf ein Glas stilles Wasser. Abends nach dem Essen ebenfalls.

2. Woche: Morgens, mittags und abends 1 TL verdünnt nach dem Essen.

3. Woche: Morgens und abends 1 EL verdünnt nach dem Essen.

4. Woche: Morgens auf nüchternen Magen 1 EL verdünnt, abends direkt vor dem Zubettgehen 1 EL verdünnt.

Diese Dosierung wurde beibehalten.

Erfolg

Nach 14 Tagen wollte der Patient die Behandlung abbrechen, weil sich die Symptomatik verschlechterte. Nach zehn Wochen jedoch war ein durchschlagender Erfolg zu verzeichnen. Die Schmerzen blieben aus. Der Stuhlgang regulierte sich und Fieber hatte der Patient seit geraumer Zeit nicht mehr.

Darminfekt

Ehepaar, 79 und 82 Jahre, beide leiden bereits seit zwei Wochen an einem Darminfekt.

Therapie

2 EL Regulat morgens und 1 EL abends über einen Zeitraum von 2 Wochen.

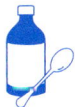

Erfolg

Schon nach wenigen Tagen kehrten bei den Patienten die Kräfte zurück, der Appetit nahm zu, die Zeiten, die sie außerhalb des Bettes verbrachten, verlängerten sich. Nach wenigen weiteren Tagen berichteten die Verwandten, dass das Ehepaar an Aufgeschlossenheit und Unternehmungslust unwahrscheinlich gewonnen habe.

Erhöhte Leberwerte

Internist aus München: Bei erhöhten Leberwerten verwende ich Regulat als Basistherapeutikum. Ich kann Ihnen damit beste Erfolge bestätigen.

Blase, Prostata und Hoden

Prostatahypertrophie und Blasenschwäche

 Patient litt an Blasenschwäche durch Hypertrophie der Prostata. Erhöhte Kreatinin-Werte.

Therapie

 Regulat 2 x täglich je 1 EL morgens und abends.

Erfolg

 Bereits nach drei Wochen war der Patient symptomfrei. Der Laborbefund bestätigte einwandfreie Kreatinin-Werte.

Hodenentzündung

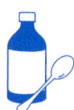 Patient hatte ca. 2 Monate lang eine massive und extrem schmerzhafte Entzündung in den Hoden. Weder Antibiotika noch Cortison halfen.

Therapie

Innerlich: Einnahme von 4 EL pro Tag.

Äußerlich: Regulat wurde (mit großer Skepsis) aufgesprüht.

Erfolg

Der Patient war nach zwei Tagen völlig schmerzfrei. Die Hodenentzündung war nicht nur besser geworden, sie war weg!

Atemwege

Chronische Bronchitis

Patient, 86 Jahre, mit jahrzehntelanger chronisch obstruktiver (behindernder) Bronchitis. Angeblich resistent gegen alle Heilmethoden. Schon bei geringer Anstrengung bekam er Atemnot und Schmerzen auf der Brust. Vorsorglich ließ er sich jedes Jahr gegen Grippe impfen, da er sich vor einem zusätzlichen Infekt in der Lunge fürchtete.

Therapie

Innerlich: Regulat 2 x täglich mit möglichst langem Verbleiben im hinteren Mundbereich.

Äußerlich: Mehrmaliges Einsprühen des Kehlkopfes und der gesamten Brust mit Regulat, 1:1 mit Wasser gemischt. Zum Wärmen der Brust dient ein selbstgemachter Brustlatz: In ein gewöhnliches Handtuch wird in der Mitte ein Loch ausgeschnitten. So kann es über den Kopf gezogen werden und die Brust bedecken.

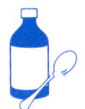

Vor dem Zubettgehen noch einmal sprühen und über Nacht einwirken lassen.

Erfolg

Nach drei Wochen berichtete der Patient, dass er durch die äußere Einwirkung von Regulat noch in der ersten Nacht ein befreiendes Gefühl in seiner Brust verspürte.

Seine Bronchitis verbesserte sich jeden Tag spürbar. Ab Beginn der Therapie hatte er morgens einen kräftigen Auswurf (Sputum) aus den Bronchien.

Nach zehn Wochen konnte der Patient wieder ausgedehnte Spaziergänge unternehmen. Das Leben hat für ihn wieder Sinn bekommen, er fühlt sich vollkommen befreit und hat keine Schmerzen mehr.

Eine chronische Bronchitis schädigt auf Dauer das Herz.

Regulat und seine heilsame Wirkung auf die Bronchien

Das große Problem der chronischen Bronchitis liegt in der Verengung der Bronchien, bedingt durch das Anschwellen der Schleimhaut und durch vermehrte Schleimbildung. Als Folge davon ist das Ausatmen gestört, es bleibt Restluft in der Lunge. Diese bläht sich auf und zerstört so die Lungenbläschen.

Der Patient leidet dadurch wiederum an einem allgemeinen Sauerstoffmangel, der mit der Zeit speziell das Herz schädigt. So führt die chronische Bronchitis nicht nur zur Einschränkung der Lebensqualität, sondern bedeutet auf Dauer Lebensgefahr!

Regulat hilft teilweise allein schon durch die äußere Anwendung, selbst Skeptiker haben das bereits erlebt.

Kehlkopfentzündung (Laryngitis)

Rechtsanwalt, 45 Jahre, verlor nach einem starken Infekt fast völlig seine Stimme.

Therapie

Siehe Bronchitis.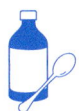

Erfolg

Über Nacht begann sich die bereits chronische Entzündung zu lösen. Nach zwei Tagen konnte der Patient wieder sprechen.

Raucherhusten

Patient, 54 Jahre, mit permanentem Raucherhusten. Er war nicht gewillt, das Rauchen aufzugeben, hatte erhöhten Blutdruck und nahm ACE-Hemmer.

Therapie

Oral: Schaukeltherapie mit Regulat siehe Seite 117. Zusätzlich: Täglich mehrmaliges Besprühen der Brust mit Regulat.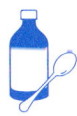

Erfolg

Das Abhusten hat sich innerhalb weniger Wochen erheblich reduziert, der Auswurf befreite seine Bronchien und sein Blutdruck normalisierte sich, ohne dass er damit gerechnet hätte. Der Patient schwört auf sein neues „Allheilmittel"!

Chronische Stirnhöhlenentzündung mit Vereiterung (Sinusitis)

Patient, 32 Jahre, mit chronischer Stirnhöhlenentzündung, teilweise auch Kieferhöhlenvereiterung. Alle Versuche wie Wärmebehandlung, schleimhautabschwellende Mittel, sogar operatives Durchstoßen der Knochenwand brachten auf Dauer keinen Erfolg.

Therapie

Innerlich: Morgens und abends je 2 EL Regulat lange im Munde einspeicheln, anschließend schlucken.

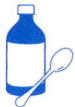

Äußerlich: Morgens und abends für je 20 min Regulat, 1:1 mit Wasser verdünnt, als Umschlag auf die betroffenen Stellen im Gesicht auflegen. Wenn möglich mit wärmender Rotlampe bestrahlen.

Zusätzlich Regulat 1:3 mit Wasser verdünnt in eine Nasensprühflasche geben und stündlich in die Nasenlöcher sprühen.

Erfolg

Patient meldete, dass er aus Zeitgründen morgens keinen Umschlag machte, ansonsten aber die Therapie wie vorgegeben durchführte.

Bereits nach zwei Tagen verspürte er Schmerzlinderung. Nach fünf Tagen floss plötzlich Eiter und Schleim wie ein Sturzbach aus Nase und Mund. Der Patient war während seiner Berichterstattung in meiner Praxis noch sehr beeindruckt von diesem beängstigenden Erlebnis, welches ihm die Heilung brachte.

Knoten, Tumore

Knoten in der Brust

Patientin, 54 Jahre, Diagnose durch Röntgenaufnahme: Knoten in der rechten Brust (dichtes Mastopathieareal, suspekter Herd). Die Patientin hatte bereits einige Wochen Schmerzen in dieser Brust.

Die Patientin kam nach 14 Tagen in mein Institut für neue Naturheilkunde/Energetische Medizin, Köln.

Therapie

- 1 x wöchentlich eine Infusion mit kolloidalem Silber 1100 ppm.

- 1 x wöchentlich Colon-Hydro-Therapie mit abschließendem Regulat-Einlauf (100 ml Wasser mit 15 ml Regulat).

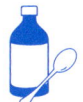

- Tagsüber Einreiben der Brust mit einer lymphanregenden Salbe, nachts wird ein in Regulat getränktes Tuch aufgelegt und ein alter BH darüber gezogen.

- Oral: morgens, mittags und abends je vor dem Essen ein Likörglas Regulat und je nach dem Essen 10 Pipetten kolloidales Silber.

Erfolg

Bereits nach der zweiten Woche hatte die Patientin keine Schmerzen mehr. Nach zehn Wochen war der Knoten verschwunden. Die klinische Kontrolle bestätigte dies.

Neue Möglichkeiten der Krebsfrüherkennung

Wird Krebs bereits im Vorstadium erkannt, bestehen bessere Heilungschancen.

Der Wissenschaftler und Heilpraktiker Hartmut Amelung /Institut für Neue Naturheilkunde und energetische Medizin (NNHK) in Köln entwickelte neue diagnostische und therapeutische Wege im Bereich der energetischen Medizin: So können mithife des Diagnoseverfahrens „MKD1-4" genaue Hinweise auf die Krankheitsursachen ermittelt werden. Unter anderem entwickelte Herr Amelung die erste Krebs-Frühdiagnostik (KFD), wodurch speziell Brust-, Prostata-, Dickdarm- und Pankreasentgleisungen im Vorstadium schon therapiert werden können. Informationen unter www.institut-amelung.de.

Inoperabler Tumor

Patient, 61, litt seit 11 Jahren an einem Leiomyosarkom. Aufgrund rechtzeitiger Früherkennung konnten ihm in sechs Operationen Tumoren an den verschiedensten Organen entfernt werden. Zwei Tumoren waren jedoch inoperabel: einer an der Bauchspeicheldrüse und einer in der Leber.

Therapie

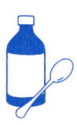

Seine behandelnden Ärzte vom Klinikum Rechts der Isar in München sind an einem Forschungsprojekt einer großen Pharmafirma beteiligt; deshalb wurde er in die Probandengruppe für ein neu entwickeltes Chemotherapeutikum aufgenommen.

Wie bei allen Chemotherapeutika sind auch bei diesem Mittel Nebenwirkungen gegeben.

Der Patient erfuhr durch einen befreundeten Arzt von dem Präparat Regulat, nachdem er bereits mit einigen

Nebenwirkungen zu kämpfen hatte. Ausgeprägt waren Ödembildungen im Gesicht, Mukositis im Mundraum, Hand-Fußsyndrom, allgemeine Müdigkeit, Antriebsverlust, gesteigerte Narbenschmerzen und periodische Fieberschübe.

Um den Nebenwirkungen entgegenzuwirken, begann der Patient mit der begleitenden Einnahme von Regulat. Die ersten zwei Wochen in der üblichen Dosierung (2 EL/Tag).

Erfolg

Schon bald kam es zu einer leichten Linderung. Der Patient hat nach eigenem Ermessen die Dosierung verdreifacht (früh 2 EL, mittags 2 EL, abends 2 EL) und zusätzlich Hände und Füße mit Regulat/Wasser 1:1 besprüht.

Nach drei Monaten war er frei von den Beschwerden der Nebenwirkungen. Die Mukositis war nach vier Wochen verschwunden.

Bei der kürzlich routinemäßig durchgeführten Computer- und Kernspintomographie erhielt er den Befund, dass sich die Tumore zurückgebildet haben. Mit diesem Ergebnis war ursprünglich nicht zu rechnen

Regulatwirkungen bei Krebs

Führende Onkologen bestätigen die hervorragende Wirkung der Regulate bei Krebspatienten. Die Blutwerte bleiben trotz Chemotherapie im gesunden Bereich, was häufig ungläubiges Staunen hervorruft. Die antientzündliche Wirkung der Regulate führt zu einer schnellen Linderung aller Begleiterscheinungen bei Krebs.

Studien bestätigen, dass die Regulate das intrazelluläre ATP (Energiewährung unseres Körpers) um das bis zu Fünffache des Ausgangswertes erhöhen.

Regulat mildert die Nebenwirkungen einer Chemotherapie.

Alleine diese Tatsache kann Krebs zum Verschwinden bringen. Regulat vollbringt auf enzymatische Weise, dass Körperzellen, die sich bereits im Gärungszustand befinden, wieder zum Atmungstyp zurückgeführt werden. Daher eignet sich Regulat hervorragend als begleitende Therapie bei Strahlenbelastung, Chemotherapie und Antibiotikaverabreichungen. Viele Nebenwirkungen können dadurch drastisch eingeschränkt werden.

Zahnmedizin

Zahn- und Kieferentzündungen

Patientin, 62, Wurzelresektion an den beiden oberen Schneidezähnen rechts, verbunden mit Schmerzen im Bereich des Behandlungsgebietes und entzündlichen Schwellungen. Auch Wochen nach der zahnärztlichen Behandlung war die Entzündung nur geringfügig abgeklungen.

Therapie

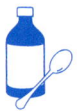

Am Morgen sowie am Abend Aufbringen eines Gazestückchens, das zuvor mit Regulat beträufelt wurde, auf das Entzündungsgebiet. Die Gaze so lange wie möglich auf der schmerzenden Stelle belassen.

Erfolg

Die Patientin berichtete, dass die Beschwerden schnell nachließen, jedoch ein Restschmerz in der Höhe des Wurzelkanalendes bestehen blieb – also im untersten Bereich des rechten Nasenlochs außerhalb der Mundhöhle. Der Patientin wurde empfohlen, auch diese Stelle zweimal am Tag mit Regulat einzureiben.

Die Patientin meldete drei Tage nach dieser Verfahrensweise, dass die Erscheinungen verschwunden waren.

Eitrige Entzündungen

Patientin, 65 Jahre, litt unter einer schmerzhaften Schwellung über den beiden oberen Schneidezähnen. Daraufhin schnitt der Zahnarzt das Zahnfleisch auf, wonach sich reichlich Eiter entleerte. Nach einiger Zeit war der Herd abgeheilt. Nach nicht allzu langer Zeit erfolgte jedoch ein Rezidiv (Rückfall), das heißt, an derselben Stelle traten erneut Schmerzen und Entzündungen auf. Die Patientin fürchtete eine Wiederholung der vorherigen Behandlung durch den Zahnarzt.

Therapie

Es wurde ihr empfohlen, einen mit Regulat getränkten Wattebausch auf das betroffene Zahnfleisch aufzulegen. Da die Patientin eine sofortige Linderung verspürte, ließ sie, entgegen der Anweisung, den getränkten Wattebausch gleich über Nacht an der Stelle. Die Behandlung wurde fortgesetzt und zwar zweimal pro Tag mit einer Verweildauer des mit Regulat getränkten Wattebausches von je 20 Minuten.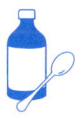

Erfolg

Die entzündete Zahnfleischtasche bildete sich zurück, die Entzündung verschwand, die ursprünglich starken Schmerzen waren bereits nach der ersten Verabreichung fast völlig abgeflaut und traten auch im Verlauf der Behandlung nicht mehr auf. Seitdem besteht Beschwerdefreiheit.

Anwendungen von Regulat im Dentalbereich

Im dentalen (zahnärztlichen) Bereich kommt Regulat immer häufiger zur Anwendung:

Wird Regulat nach einer Zahnextraktion auf die Wunde gesprüht, beschleunigt sich der Heilungsprozess um das Doppelte und die Infektionsgefahr wird gebannt.

Jegliche Art von Entzündungen des Zahnfleisches, Aphten, weiße Pusteln und Herde heilen innerhalb kürzester Zeit ab. Oftmals vergehen Schmerzen im Mundbereich direkt nach der ersten Spülanwendung mit Regulat.

Zahnschmerzen, die auf übliche Schmerzmittel bereits nicht mehr reagieren, verschwinden, wenn man Regulat durch die Zähne spült. Zahnschmerzen, die kommen und wieder vergehen, kann man bestens mit Regulat behandeln, sobald sie sich ankündigen. Nehmen Sie einen Schluck Regulat in den Mund und spülen Sie ihn durch Ihre Zähne. Innerhalb von Sekunden ist der Schmerz verschwunden. Trotzdem sollten Sie einen Termin beim Zahnarzt vereinbaren, damit die Ursache behoben werden kann.

Parodontose und Zahnfleischbluten bilden sich innerhalb von ein bis zwei Monaten zurück, da Regulat das Zahnfleisch kräftigt. Anwendung: Zwei- bis dreimal am Tag einen Schluck Regulat lange zwischen den Zähnen hindurchspülen.

Regulat wirkt desinfizierend, schmerzstillend, zahnfleischkräftigend und entzündungshemmend.

Rhagaden (Hautrisse) an den Mundwinkeln

Patientin, 72 Jahre, mit hartnäckigen Rhagaden an den Mundwinkeln.

Therapie

Lokale Behandlung der Rhagaden durch mehrmaliges Auftragen von Regulat (1:1 mit Wasser gemischt).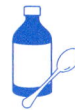

Erfolg

Schon nach zwei Tagen wurde die gerissene Haut geschmeidig und konnte so innerhalb von einer Woche zusammenwachsen und vollkommen ausheilen.

Der Erfolg hätte sich noch schneller eingestellt, wenn die Patientin einmal täglich für 20 min ein mit Regulat getränktes Wattepad aufgelegt hätte.

Beschleunigung aller Heilungsprozesse bei Aphten, Pusteln und Herden.

Kosmetik

Kosmetikerin: Durch die vielfältig komplexe Wirkungsweise hat Regulat auch Eingang in die Kosmetik gefunden, weil es Haut- und Haarstrukturen regeneriert und verschönert.

Tipp: Testen Sie die rein biologische Kosmetikserie „Regulat Beauty"! Mehr kann eine Kosmetik nicht leisten.

Haarausfall und Alterswarzen auf der Kopfhaut

Patient, 52 Jahre, Alterswarzen auf der Kopfhaut, Haarausfall und Vergrauung.

Therapie

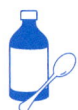

Regulat wurde in einer 1:2 Verdünnung mit Wasser am Morgen und am Abend in die Kopfhaut leicht einmassiert.

Erfolg

Die Alterswarzen haben sich nach sechswöchiger regelmäßiger Behandlung mit Regulat erheblich verkleinert und sind flacher geworden.

Bei der Haarbehandlung zeigte sich, dass sich der Haarausfall stark vermindert hat. Es wurde auch augenscheinlich, dass die Vergrauung zumindest gestoppt wurde. Die Haare wurden schön und kräftig und es hatte den Anschein, dass sie auch wieder etwas dunkler nachwuchsen.

Haarpflege

Kräftiges und elastisches Haar.

Dünnes und sprödes Haar bekommt eine phantastische Dicke und Stabilität, wenn man Regulat, 1:2 mit Wasser gemischt, nach der Wäsche in die Haare sprüht. Eine Haarspülung ist bei Gebrauch von Regulat nicht mehr notwendig.

Schuppen

Haarschuppen verschwinden gewöhnlich innerhalb weniger Tage, wenn man die Kopfhaut einmal pro Tag mit Regulat benetzt und es anschließend leicht einmassiert.

Mit einem Kunststofffläschchen mit Applikationsspitze lässt sich das Regulat gut auf die Kopfhaut auftragen: Zuerst das Haar scheiteln und dann die Flüssigkeit auf die Kopfhaut geben.

Altersflecken und Warzen

Ohne großen Aufwand verschwinden diese Schönheitsfehler allmählich, wenn Sie Regulat, 1:1 mit Wasser gemischt, über einen längeren Zeitraum zweimal täglich auf diese Stellen aufsprühen.

Faltenbehandlung

Die Haut wird wieder glatt und geschmeidig.

Vielfach wurde von Kosmetikerinnen berichtet, dass mit Regulat geniale Erfolge in der Antifaltenbehandlung erzielbar sind.

Sie verwenden Regulat 1:1 mit Wasser gemischt als Untergrund für Masken, als Grundlage für eine anschließende Massage und als Mischungsmittel für Antifaltencremes.

Testpersonen berichten, dass sie dieses Gemisch nach der Gesichts- und Körperwäsche einfach auf die Haut aufsprühen und einziehen lassen. Die Haut wird weich und schön glatt.

Trockene Haut

Eine trockene Haut ist für viele Menschen ein Problem, das sie ihr ganzes Leben begleitet.

Eine Behandlung mit fettigen Cremes oder Ölen führt zu gesteigerter Trockenheit, und wässrige Cremes oder Feuchtigkeitslotionen verbessern den Zustand meist nur für Minuten.

Trockene Haut spannt und schuppt leicht.

Therapie

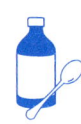

Geben Sie sowohl etwas Nährcreme (fettige, gehaltvolle Nachtcreme) als auch etwas Feuchtigkeitscreme (kollagenhaltige Tagescreme) auf Ihre Handinnenfläche. Nun geben Sie zwei oder drei Sprühstöße Regulat darauf und verreiben alles in Ihren Händen. Dieses Gemisch nun auf Gesicht und Hals auftragen.

Erfolg

Durch Regulat wird die Haut ab der ersten Behandlung aufnahmefähig sowohl für ölige als auch für wässrige Phasen. Nur so kann eine trockene Haut zu einer gesunden Mischhaut werden.

Alle meine Kundinnen sind von dieser Behandlung begeistert.

Pflege der trockenen Haut

Eine trockene Haut am ganzen Körper ist in der gleichen Weise zu pflegen. Für die ölige Phase können Sie ein wertvolles Kokosöl verwenden und für die wässrige Phase eine Feuchtigkeitscreme oder Lotion Ihrer Wahl. Wichtig ist das vorherige Verreiben mit Regulat auf der Hand. Einfacher geht dies mit der herrlichen Serie Regulat Beauty.

Zellulitis

Auch hier erweist sich Regulat 1:1 mit Wasser gemischt als besonders geeignet.

Durch seine entwässernde und straffende Wirkung ist es eine vielversprechende Methode, diesen Schönheitsfehler durch einfaches Einsprühen der betroffenen Stellen zum Rückgang zu bringen.

Die Wirksamkeit von Regulat kann noch gesteigert werden, wenn man das aufgesprühte Gemisch anschließend kräftig in die Haut einmassiert.

Schönheitsoperationen

Chirurgische Eingriffe ziehen häufig folgende Probleme nach sich: Narben, lange Abheilungsdauer, Blutergüsse und langsames Anwachsen der Oberhaut an das Unterhautgewebe.

Durch die intensiv auch in die Tiefe dringende Heilwirkung von Regulat ist es nach Schönheitsoperationen DAS Mittel der Wahl.

Schnellere und schönere Abheilung durch Tiefenwirksamkeit.

Raue, schrundige Hände

Viele Patienten leiden an rauen, spröden und rissigen Händen; vornehmlich in der Winterzeit, aber auch durch häufiges Waschen oder durch Kontakt mit speziellen Materialien.

Therapie

Regulat wird einfach 1:1 mit Wasser gemischt auf die Hände aufgesprüht und eingerieben.

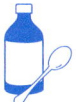

Sie können auch die Creme Ihrer Wahl auf die Hand-innenflächen geben, die Regulat-Mischung darauf sprühen, alles miteinander vermengen und die Hände damit eincremen. Der Erfolg wird sofort spürbar.

Akne, unreine Haut

Patient, 15 Jahre, Akne aus Pubertätsgründen. Er probierte bereits alles aus, was auf dem Markt gegen Akne erhältlich ist. Jeweils ohne Erfolg!

Therapie

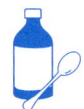

Morgens und abends Regulat, 1:1 mit Wasser gemischt, auf ein Wattepad sprühen und damit das zuvor gründlich gereinigte Gesicht abreiben.

Erfolg

Stellte sich sofort am nächsten Tag nach Beginn der Behandlung ein. Nach zwei Wochen sah das Gesicht bereits ganz normal aus.

Auch bei jugendlicher Pickelhaut hilft Regulat.

Aufgeschlossene Enzyme bewirken ein Ausheilen von Entzündungen von innen heraus. Nachhaltig wird die Haut gepflegt durch intensive Versorgung und Durchblutung.

Fußpflege

Nagelbettentzündung

Patient, 44, schmerzhafte Nagelbettentzündung mit Wucherung im Randbereich von „wildem Fleisch" und heftiger Rötung des umgebenden Gewebes. Der Patient klagt über Schmerzen beim Gehen und Stehen. Durch den verwachsenen Nagel kommt es immer wieder zu diesen äußerst schmerzhaften Erscheinungen, die sich gewöhnlich sehr lange hinziehen.

Therapie

Der vordere Fußabschnitt des Patienten wurde für 20 min in das Regulat getaucht. Sofort ließ der Druck nach. An- 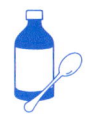 schließend wurde der Zeh mit einer in Regulat getränk- ten Gaze umwickelt und morgens und abends kräftig mit Regulat besprüht.

Erfolg

Nach einem Tag ließen die Schmerzen nach und waren nach drei Tagen vollkommen verschwunden, obwohl die Entzündung noch nicht abgeklungen war. Die umgebende Rötung verschwand dann nach weite- ren zwei Tagen, die geschwulstartige Auswölbung war „zusammengeschmolzen". Nun konnte der Zehennagel beschwerdefrei geschnitten werden.

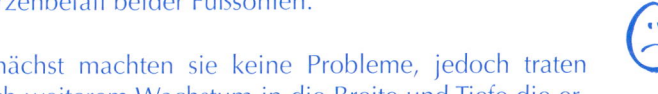

Dornwarzen und Hühneraugen

Patient, 21 Jahre, seit einigen Jahren bestehender Dorn- warzenbefall beider Fußsohlen.

Zunächst machten sie keine Probleme, jedoch traten nach weiterem Wachstum in die Breite und Tiefe die er- sten Beschwerden auf, wie z.B. Druckschmerzhaftigkeit beim Auftreten und Schmerzen an den befallenen Stel- len beim Tragen von Schuhen.

Therapie

Die Mulleinlage eines Pflasters wurde kräftig mit Regulat 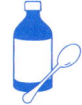 getränkt und auf die Warzen aufgeklebt. Dieser Vorgang wurde morgens und abends wiederholt.

Erfolg

Die ersten Tage reagierten die befallenen Stellen scheinbar nicht, dann veränderte sich die Haut über den Läsionen, sie wurde weiß, wie eine Brandblase, verhornte mehr und mehr und löste sich nach ungefähr zehn Tagen ab. Die darunter zum Vorschein kommende Haut war zartrosa gefärbt und erscheinungsfrei. Die Behandlung dauerte 14 Tage.

Das Besondere an der Behandlung war, dass sich seit dieser Zeit keine Dornwarzen mehr gebildet haben, obwohl sie sich vorher immer stärker vermehrt hatten.

Hühneraugen werden derselben Behandlung unterzogen wie Dornwarzen.

Fußpilz (Mykose am Fuß)

Fußpflegerin: Als medizinische Fußpflegerin komme ich sehr häufig mit Mykosen in Kontakt, meist an und unter den Zehennägeln. Seitdem ich meine Patienten mit Regulat behandle, habe ich damit keine Probleme mehr.

Therapie

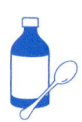

Regulat zweimal täglich auf die frisch behandelten, desinfizierten Nägel aufsprühen. Diese Therapie muss der Patient zu Hause fortführen. In hartnäckigen Fällen empfehle ich meinen Patienten, die Zehen über Nacht mit in Regulat getränkten Pflastern zu überkleben.

Erfolg

90% der Mykosen, darunter auch chronische, kann ich durch die Anwendung von Regulat in einem Zeitraum von ein bis drei Monaten zum Abheilen bringen.

Schweißfüße

Durch einfaches Besprühen der Füße mit Regulat verschwindet der typisch strenge Geruch innerhalb kürzester Zeit.

Tiermedizin

Es treffen immer mehr Berichte von Tierheilpraktikern ein, die die positiven Auswirkungen von Regulat belegen. Hauterkrankungen, Wunden, Geschwüre, Verstauchungen und Magenprobleme können mit Regulat meist innerhalb kürzester Zeit kuriert werden. Dabei spielt es keine Rolle, ob es sich um eine kleine Maus handelt oder um ein teures Rennpferd.

Vitalitätsverlust

Bei Vitalitätsverlust (oft über Tage hinweg) berichten viele Tierärzte von einer spontanen Genesung wenige Minuten nach Verabreichung von Regulat. Ausgesprochen auffallend sind dabei die wiederkehrenden Kräfte, die von den meisten Tieren sofort in Bewegungsdrang umgesetzt werden.

Auch ungeklärte Krankheitszustände regulieren sich häufig ganz von alleine.

**Phosphorsäureester bewirken
Lähmungserscheinungen bei Tieren**

Untersuchungen belegen, dass der Kontakt mit Phosphorsäureestern auch bei Tieren die Weiterleitung von Nervenreizen lähmt. Phosphorsäureester sind als Weichmacher in Kunststoffen enthalten. Daneben dienen sie als Schädlingsbekämpfungs-

Phosphorsäureester sind u.a. in Pestiziden enthalten.

mittel in der Agrarwirtschaft. Speziell bei Hunden kommt es durch Schnuppern beim Spaziergang leicht zu Überdosierungen. Die Hunde beginnen mit der Zeit zu lahmen und knicken mit den Hinterbeinen ein. In extremen Fällen können sich die Hunde nicht mehr bewegen. Es kommt zu Muskelkrämpfen, an denen die Hunde zu Grunde gehen.

Lähmungserscheinungen

Hund, ein Jahr alt, plötzlich auftretende Lähmung. Hinterteil und Pfoten knicken kraftlos ein. Über Wochen anhaltende Verschlechterung des Krankeitsbildes bis zur Lähmung der Atmung.

Therapie

Pro Kilogramm Körpergewicht des Tieres wird 1 ml Regulat, verdünnt mit 1 ml Wasser, ins Maul gespritzt.

Erfolg

Innerhalb von 30 Minuten zusehends Besserung des Zustands. Nach drei Stunden geheilt.

Essstörungen bei Haustieren

Hunde und Katzen, die keinen Appetit mehr haben, erholen sich nach Verabreichung von 2–5 ml Regulat täglich nach 3–4 Tagen vollkommen. Das Fell wird weich und glänzend, eventueller Mundgeruch verschwindet.

Anwendungs-regeln

Allgemeine Regeln

Grundsätzlich hängen die Anwendungsempfehlungen von den Beschwerden und der Art des verwendeten Regulates ab. Da sich die über die Kaskaden-Fermentation gewonnenen Produkte aber im Grundsatz ähnlich sind, lassen sich folgende Anwendungsregeln aufstellen:

Je länger eine Krankheit besteht, desto mehr Zeit wird für die Heilung benötigt.

Je chronischer eine Krankheit ist, desto länger müssen Sie Ihrem Regulat Zeit lassen, bis es seine volle Wirkung unter Beweis stellen kann.

Bei kurzfristigen Erscheinungen ist die Wirkung sofort erkennbar.

Dosierungs- und Anwendungsrichtlinien

1 EL (Esslöffel) entspricht 10 ml. Dies ist ein großer Schluck bzw. ein kleines Likörglas.

Die übliche Dosierung sind 1 EL morgens, wenn möglich auf nüchternen Magen, und 1 EL am Abend, direkt vor dem Zubettgehen.

Alternativ kann man den EL Regulat jeweils in ein halbes Glas Wasser geben und dieses Wasser langsam zu sich nehmen.

Es ist zu empfehlen, das Regulat möglichst lange im Mund zu behalten, da eine Erstresorption (Aufnahme) über die Mundschleimhaut direkt ins Blut von großem Vorteil ist.

Regulat wirkt über die Schleimhäute.

Schaukeltherapie

Diese verwenden wir speziell zur Entgiftung und als Initialdosis für viele chronische Erkrankungen:

- 3 Tage lang morgens 1 TL (Teelöffel), dann

- 3 Tage lang morgens und abends 1 TL, dann

- 1 Woche lang morgens und abends 1 EL, dann

- 1 Woche lang morgens und abends 2 EL, dann

- 1 Woche lang morgens, mittags und abends 2 EL, dann

- 1 Woche lang morgens und abends 2 EL, dann

- 1 Woche lang morgens und abends 1 EL.

Die Dosis von 2 EL pro Tag entspricht der empfohlenen Dauereinnahme.

Langsame Dosissteigerung verhindert eine Erstverschlimmerung.

Langzeittherapie

Gewöhnlich schadet es keiner Langzeittherapie, zwischendurch Intervalle mit einer geringeren Dosierung einzulegen (z.B. 3 Wochen 2 EL, danach 2 Wochen 1 TL). Eine genaue Kontrolle der Verträglichkeit ist geboten bei Patienten mit:

- Bluthochdruck

- Schilddrüsenüberfunktion

- Diabetes

- Cholesterin

Bei Überreaktionen (Erstverschlimmerung) die Dosierung bitte sofort reduzieren.

117

Äußere Anwendung

In ein Sprühfläschchen das Regulat Ihrer Wahl bis zur Hälfte einfüllen und mit Wasser auffüllen. Bei offenen Hautstellen muss das Wasser zuvor abgekocht werden, damit sich keine Infektionen bilden. Alle Regulate wirken desinfizierend. Es besteht, selbst wenn die Flasche schon länger offen ist, keine Infektionsgefahr.

Dosiervorrichtungen und Applikatoren

Zur vereinfachten äußeren Anwendung erhalten Sie von den Vertriebsfirmen der Regulate Sprühfläschchen, Nasensprayfläschchen und Haarapplikatoren.

Zusätzliche Nahrungsergänzungsmittel

Regulate verbessern die Wirkung von Nahrungsergänzungsmitteln.

Vitamine, Spurenelemente und Mineralien können jederzeit zusätzlich eingenommen werden.

Achten Sie bei der Wahl Ihrer Vitamin- und Spurenelementpräparate auf eine biologische Zusammensetzung! Gesünder ist es, weniger einzunehmen: Es ist nicht nötig, den Organismus mit gewaltigen Überdosierungen zu belasten – wichtiger ist, dass die Substanzen vom Körper gut aufgenommen werden können und ihre Inhaltsstoffe frei von Umweltgiften sind.

> Tipp: Die Regulate fördern die Resorptionsquote (Aufnahme) aller Vitamine, Spurenelemente und Mineralien. Sie wirken als Carrier (Transporter) und stellen dadurch sicher, dass die Vitalstoffe in den Körperzellen ankommen!

Allergieerscheinungen auf Regulat

Allergieerscheinungen treten bei den Regulaten nur äußert selten auf. Selbst Allergien auf einzelne Inhaltsstoffe kommen nicht zum Ausbruch. Der Grund dafür liegt in einer Substanzveränderung der Ausgangsstoffe durch die Kaskaden-Fermentation. Trotzdem müssen Sie darauf achten und gegebenenfalls die Therapie abbrechen.

Erstverschlimmerung

Die allgemeine Reaktion der „Erstverschlimmerung" stellen wir immer wieder vereinzelt fest.

Besonders anfällig für Erstverschlimmerungen sind Behandlungen von hohen Cholesterinwerten, Bluthochdruck, Hautkrankheiten, Diabetes und Schilddrüsenüberfunktion.

Beginnen Sie bei diesen Erkrankungen die Behandlung mit einer geringen Dosierung. Nach unserer bisherigen Erfahrung sollte man das Regulat mit 1 TL pro Tag eine Woche lang einschleichen. Die nächste Woche morgens und abends je einen TL. Ab der dritten Woche gibt es gewöhnlich keine Unverträglichkeiten mehr bei der normalen Dosierung von 2 EL pro Tag. Sogar Hochdosierungen (siehe Schaukeltherapie, Seite 117) wären nun möglich.

Erstverschlimmerungen bekommt man mit der Schaukeltherapie in den Griff – siehe Seite 117.

Haltbarkeit und Aufbewahrung

Die Regulate sind als Urfermente sehr lange haltbar. Selbst nach Öffnen der Flaschen halten sie viele Wochen. Es ist auch nicht nötig, dass Sie Ihr Präparat im Kühlschrank aufbewahren.

Sollte sich ein Schimmelpilz in Regulat bilden, dann haben Sie in dem Aufbewahrungsraum von Regulat Schimmelpilze an den Wänden.

> Regulat ist ein direkter Indikator (Anzeiger) für Pilzbefall in den Räumen; es zieht den Pilz förmlich an.

Geschmack

Der Geschmack ist für manche Patienten gewöhnungsbedürftig. Es handelt sich bei den Regulaten um vollkommen naturbelassene Präparate. Jede kommerzielle Art der sonst üblichen Geschmacksverbesserung wird hier unterlassen. Das heißt: keine Zugabe von Aromen, Zucker, Alkohol oder Sonstigem.

Sollten Sie oder Ihr Kind Probleme haben, Ihr Regulat pur zu sich zu nehmen, geben Sie es bitte in ein halbes Glas Wasser oder mischen Sie etwas Traubensaft hinzu.

Spezialmethoden

Einsprühen in die Nase

Wirkungen, die über das Gehirn gesteuert werden.

Geben Sie in eine Nasensprühflasche Regulat, 1:3 mit Wasser gemischt.

Sprühen Sie diese Mischung mehrmals am Tag in Ihre Nase und haben Sie den Mut, dieses Gemisch kräftig hochzuziehen.

Neueste Untersuchungen beweisen, dass Stoffe, die durch Zugang über die Nase aufgenommen werden, völlig eigenständig ausschließlich im Gehirn wirken.

Erfolge wurden von uns bislang verzeichnet bei:

• Konzentrationsschwäche

• Übergewicht

• Vitalitätsverlust

Eine Methode, die noch nicht ausreichend erforscht ist, die aber erste Probanden bereits mit großem Erfolg ausgetestet haben.

Vorsicht bei:

• Bluthochdruckpatienten

• Schilddrüsenüberfunktionspatienten

RRT-Methode: Getränkte Wattepads zwischen den Zehen

Tränken Sie am Abend acht Wattepads mit Regulat, 1:1 mit Wasser gemischt, und klemmen Sie diese zwischen Ihre Zehen. Ziehen Sie darüber weite, bequeme Socken und verbringen Sie so die Nacht.

Durch die lymphanregende Wirkung direkt auf die Meridiane kommt es zu phantastischen Wirkungen.

Auffällig ist ein besonders tiefer und erholsamer Schlaf. Sehstörungen, Migräne, Durchblutungsstörungen, Blasenprobleme, Antriebsarmut, Entzündungen des Ischias-Nervs und andere Erkrankungen können so therapiert werden.

Entlang den Meridianen wird die Lebensenergie im Körper verteilt.

Aus unserer Erfahrung können wir bestätigen, dass die Regulate einerseits als hochmoderne Enzymdonatoren (Enzymspender) in Form von Aufschluss-Enzymen dienen, andererseits aber auch bestens als ganz normales Hausmittel der alten Art geeignet sind.

Die Wirkungen der Regulate helfen bei so vielen Erkrankungen und Erscheinungen, dass man es für den Notfall immer zu Hause haben sollte.

Es gibt bereits viele Familien, die den Pfad der Chemie verlassen wollen. Die Regulate sind eine nützliche Unterstützung, um das Ziel der Allharmonie im Organismus zu erlangen.

Alle Regulate wirken immunmodulierend, basierend auf den Gesetzen der Natur.

Zehn Jahre Regulatforschung: ein Überblick

Appell an alle Mediziner

Wir wissen, dass die meisten Ärzte nicht zu bekehren sind, mit Naturheilmitteln zu arbeiten. Dies ist sehr schade, die Gründe sind uns bekannt.

Dennoch würden wir uns wünschen, noch mehr Kollegen zu gewinnen für einen neuen Weg zur ganzheitlichen Heilung. Beginnen können Sie diesen Weg durch Einbeziehen der Spezialpräparate aus der Kaskaden-Fermentation in Ihre bisher gewohnten Behandlungsmethoden.

Der Erfolg wird auf Ihrer Seite stehen!

Unsere positiven Erfahrungen mit den Regulaten werden durch zahlreiche Studien bestätigt. Grundlagenforschung an der Technischen Universität München, In-vitro-/Ex-vivo-Studien sowie randomisierte und placebo-kontrollierte Humanstudien beweisen die einzigartigen, signifikanten Wirkungen der Regulate.

Enzymaktivierende Wirkung

Verbesserung der Stoffwechsel-, Immun- und Entzündungsparameter durch enzymatische Regulation.

Regulat steigert die Energiewährung ATP (Adenosintriphosphat) in den Zellen bis zum Fünffachen.

Antioxidative Wirkung

- Regulat verbessert den oxidativen Status.

- Regulat erhöht signifikant das intrazelluläre Glutathion, das übergeordnete körpereigene Schutzsystem gegen oxidativen Stress.

- Verringerung der LDL-Oxidation.

- Synergistische Wirkung mit anderen Antioxidantien wie z.B. Vitamin C.

Antientzündliche Wirkung

Wichtig bei Rheuma, Arteriosklerose, Hautentzündungen, Akne, Mückenstiche, Reizdarmsyndrom, Parodontose

- Regulat erniedrigt signifikant Zelladhäsionsmoleküle (ICAM, VCAM).

- Regulat balanciert die Entzündungsreaktionen und sorgt dafür, dass pro- und antientzündliche Zytokine ins Gleichgewicht kommen.

- Erhöhte hs-CRP-Werte werden durch Regulateinnahme geringer.

Abwehrkräftesteigernde Wirkung

Wichtig bei Infektanfälligkeit, Krebserkrankungen, Infektionen durch Bakterien, Pilze, Viren, Würmer, Parasiten, Borreliose, Grippe, Sinusitis, Rhinitis

Regulat versetzt die Granulozyten in einen Vor-Alarmzustand: So haben die in den Körper eindringenden Bakterien, Viren und Pilze keine Chance sich zu vermehren. Sie werden von den Fresszellen des Immunsystems sofort eliminiert.

Regulat verbessert die Funktion von NK-Zellen (Natürliche Killerzellen) im Sinne einer Verbesserung der Zelllyse von Bakterien, Viren und Pilzen, gealterten und Krebszellen.

Sowohl entartete Zellen als auch eingedrungene Erreger werden durch NK-Zellen aufgelöst und damit zerstört.

Antibakterielle und antimykotische Wirkung

Wichtig bei Infektionen durch Bakterien und Pilze

Regulat stärkt zum einen das Immunsystem (siehe oben) und wirkt zum anderen als topische Lösung direkt antibakteriell und antimykotisch.

Herstellung eines natürlichen Gleichgewichts

Regulat reguliert unser Milieu!

Wichtig für eine gesunde Darm- und Schleimhautflora

Regulat stellt das natürliche Gleichgewicht von Bakterien und Pilzen in unserem Darm und auf unseren Schleimhäuten (wieder) her. Bakterielle und virale Infektionen sowie Mykosen haben, z.B. nach Antibiotika Verabreichung, keine Chance.

Antiallergische Wirkung

Wichtig bei Allergien, Asthma, Heuschnupfen, Neurodermitis, Psoriasis, spezielle Krebsarten, Autoimmunkrankheiten

- Allergien und Autoimmunerkrankungen laufen über das spezifische Immunsystem ab. Regulat beeinflusst ausschließlich die Funktionen der Zellen des unspezifischen Immunsystems und nicht die Zellen des erworbenen (spezifischen) Immunsystems. Das Immunsystem wird so in seine gesunde Balance einreguliert.

- Regulat führt nicht zu einer Ausschüttung von Interleukin-4 im In-vitro-/Ex-vivo-Test und hat damit keine atopischen (allergischen) Eigenschaften.

- Regulat sorgt durch seine probiotischen Komponenten für eine Balance der Bakterien im Darm. Ein gesunder Darm ist für ein intaktes Immunsystem essenziell wichtig.

Entsäuernde Wirkung

Verbesserung der Säure-Basen Balance, Reduktion von oxidativem und nitrosativem Stress

- Regulat wird auf Grund der pflanzlichen Zutaten basisch verstoffwechselt.

- Regulat wirkt stark antioxidativ, indem freie Radikale auf ein gesundes Niveau reduziert werden. So kommt es zu keiner Produktion von Säuren im Gewebe.

- Regulat erhöht signifikant das intrazelluläre Glutathion, das übergeordnete körpereigene Schutzsystem gegen oxidativen Stress. Dies bedeutet das Neutralisieren von freien Radikalen in den Zellen und in den Mitochondrien.

Entgiftende Wirkung

Ausleitung von Toxinen, Schwermetallen, Medikamentenresten, Chemotherapeutika

- Regulat erhöht das intrazelluläre Glutathion, das die Leber für Phase-II-Entgiftungsreaktionen benötigt.

- Regulat regt die Leber- und Nierenfunktion an, die Leber- und Harnsäurewerte verbessern sich schnell.

Gastrointestinale Wirkung

Aufbau und Verbesserung der Darmflora, z.B. nach Antibiotika- und Zytostatikabehandlung; Verstopfung, Durchfall, Sodbrennen, Blähungen

- Regulat sorgt durch seine probiotischen Komponenten für eine Balance der Bakterien im Darm und so für eine gesunde Darmflora.

- Regulat bessert alle Symptome, die bei Reizdarmpatienten auftreten wie Durchfall oder Verstopfung, Blähungen, Völlegefühl, Bauchschmerzen und Bauchkrämpfe. Verdünntes Regulat ist selbst bei diesen Patienten sehr gut verträglich.

Haut- und Schleimhautwirkung

Wichtig bei Krebs, Reizdarm, Aphten, Parodontitis, Neurodermitis, Psoriasis, Herpes, Warzen, Verbrennungen, Geschwüren, Schnitten

- Regulat bringt Mukositis – eine sehr starke Entzündung der Mundschleimhaut, die häufig bei Krebspatienten in

Chemo- und/oder Strahlentherapie auftritt – innerhalb von vier Wochen zur Abheilung.

• Regulat wirkt über eine signifikante Verminderung proentzündlicher Zytokine (Botenstoffe der Entzündungsreaktion wie IL-6, IP-10) stark antientzündlich auf der Haut – vergleichbar dem Cortison.

Stoffwechsel-Verbesserung

Wichtig bei Diabetes mellitus, Hypertriglyzeridämie, Hypercholesterolämie, Übergewicht, Gicht, Energiemangel, Metabolischem Syndrom

Regulat verbessert durch seine regulierende Wirkung pathologische Laborwerte in den Normalbereich. Blutfette (Triglyzeride), Gesamt-Cholesterol, LDL-Cholsterol, Harnsäure, SGPT, GGT, HbA1c, Blutzucker, Hyperinsulinämie, Körpergewicht und Blutdruck werden gesenkt.

Die Energiewährung ATP (Adenosintriphosphat) in den Zellen erhöht sich.

Verbesserung der Konzentration, Energie und Frische

Wichtig bei Chronischer Müdigkeit – Chronic Fatigue, Burn Out, Erschöpfung

Die Patienten berichten über eine deutliche Zunahme an Energie, Frische und Konzentration.

Regulat steigert bis zum Fünffachen die Energiewährung ATP (Adenosintriphosphat) in den Zellen.

Schlusswort

Der Verlag übergibt auf Wunsch gerne eine Liste von Heilpraktikern, Zahnärzten, Tierärzten, Fußpflegern und Kosmetikerinnen, die mit den Regulaten arbeiten und wunderbare Erfahrungen damit gesammelt haben, an alle interessierten Kollegen und natürlich auch an Privatpersonen.

Viele der zuvor beschriebenen Berichte stammen aus der eigenen Praxiserfahrung der Verfasser, die restlichen wurden ihnen von Kollegen übermittelt.

Auch mit Zahnärzten, Kosmetikerinnen und Fußpflegern stehen die Verfasser in engem Kontakt und tauschen sich regelmäßig über neue Erfolge auf den einzelnen Gebieten aus.

Die Ratschläge und Empfehlungen dieser Buchausgabe wurden von den Autoren und dem Verlag nach bestem Wissen und Gewissen erarbeitet und sorgfältig geprüft.

Die Ausführungen hinsichtlich der Wirksamkeit aller „Kaskaden-Fermentationspräparate" beziehen sich ausschließlich auf die geschilderten Fallstudien. Davon stammen die meisten aus dem Erfahrungsrepertoire der Autoren. Die restlichen wurden den Autoren aus verlässlichen, überprüfbaren Quellen zugetragen.

Darüber hinaus kann keine Garantie für die Wirksamkeit dieser Präparate übernommen werden. Eine Haftung der Autoren und des Verlags ist ausgeschlossen.

In diesem Buch werden alle Kaskaden-Fermentationspräparate vereinfacht unter dem Sammelbegriff „Regulate" geführt. Wird in diesem Buch nur von „dem Regulat" bzw. nur von „einem Regulat" gesprochen, so wurde wahlweise eines der Kaskaden-Fermentationspräparate herausgegriffen.

Gedruckt in Frankreich (Nouvelle Imprimerie Laballery)

© Verlag Marco Pietteur
ISBN 978-2-87211-142-8
Legal Deposit 2012/5053/O1

Auflage 1, april 2012

39, avenue du Centenaire — B-4053 Embourg (Belgique)
Telefon: + 32 (0) 4 365 27 29 – Fax: + 32 (0) 4 341 29 21
E-Mail: infos@mpeditions.be